U0029855

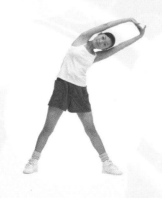

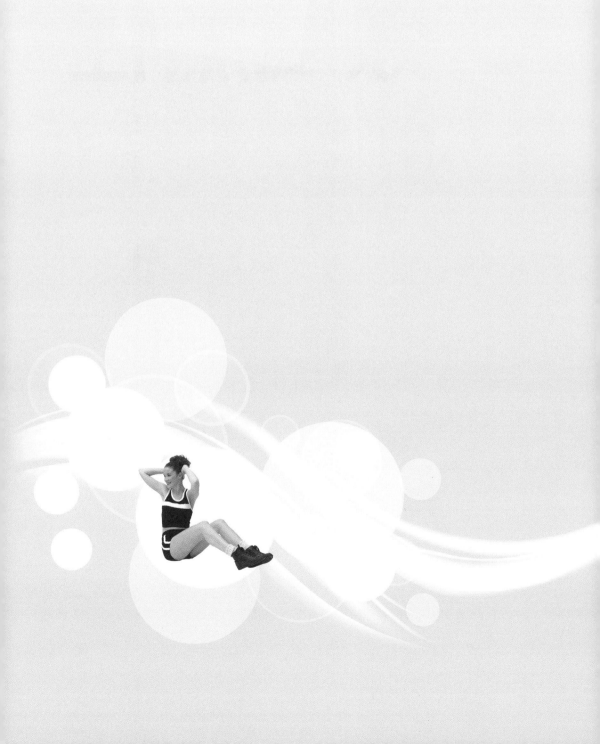

風濕免疫權威 & 百大良醫 張德明30年臨床彙整

完全解析 類風濕性關節炎 診治 照護 全書【全新增訂版】

臺北榮民總醫院院長

張德明 著

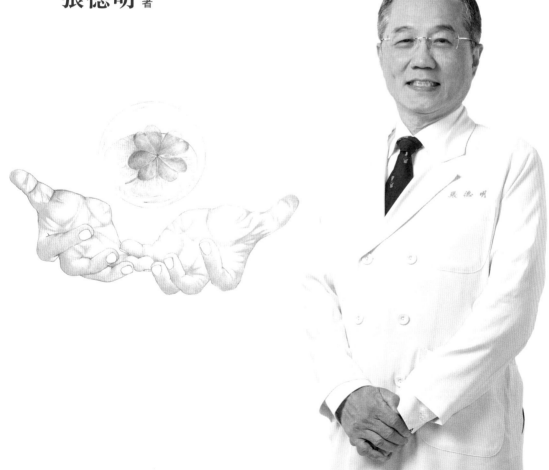

目錄 Contents

Excellent professional platform for joint healthy

This gem written by one of the world's medical thought leaders, a distinguished teacher, researcher, academic leader, and active physician, the author of the acclaimed book on systemic lupus erythematosus, combines the best of the East and West.

This is the first book on rheumatoid arthritis in Chinese, one of society's most vexing diseases. Rheumatoid arthritis causes great anguish for the people who get it and their families, intrudes on every aspect of daily living, and gives each patient another full-time occupation to carry out all the treatment recommendations in addition to whatever else they have to do.

Physicians who specialize in its management must be aware of organ system involvement other than the joints, the disease itself increases one's chance of accelerated atherosclerosis, that the medications used long term may themselves cause problems, and will always have surprises.

Although its treatment is remarkably improved, a cure is unusual, the costs of some modern therapies are beyond the reach of many and their appropriate use not resolved. Patients and their physicians will need to make choices-many of them over a life time- and the most satisfying ones are those that turn out correct,

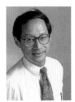

have fewest risks and side effects, affordable, and make sense for the person's circumstances and their life priorities.

In this journey, the person afflicted should be an active and informed partner. The persons who do best do not see themselves primary as a patient but as a person; and importantly, asks, "why?"

Professor Chang's book brings the best of the science and of the art of caring for people to this human predicament, prepares the patient and their physicians to have the most informed discussion; and does it in a way not condescending, misleading, or overly academic.

We all have something to learn from this remarkable work.

Matthew H. Liang, MD, MPH
Professor of Medicine, Harvard Medical School
Professor of Health Policy and Management,
Harvard School of Public Health
December 7, 2013

卓越的專業平台，
啟動關節健康的新契機

　　這是一本瞭解類風濕性關節炎的知識寶庫，作者是世界醫學思潮的領航者之一，一位卓越的教師、研究員、學術領導者、和醫師；同時也是另一本中西合璧、令人激賞的「全身性紅斑性狼瘡」專書的作者。類風濕性關節炎是令人困惑的疾病，這本「認識類風濕性關節炎」則是第一本以中文書寫，由單一作者一以貫之的類風濕性關節炎專書。

　　類風濕性關節炎造成病人本身及其家庭極大的痛苦和負擔，無時無刻的影響著病人日常生活的每一部分，且除了病人的原有工作外，為了配合治療計劃，彷彿額外再背負了另一份全職工作。

　　類風濕性關節炎的專科醫師除了治療關節問題外，更須特別注意關節以外的器官系統，例如疾病本身可加速動脈硬化，長期使用藥物也會產生問題，甚至經常是非預期性的。

　　雖然類風濕性關節炎的治療近年已有長足進展，但基本上仍無法治癒根除，而昂貴的藥價也常令人卻步，且使用上仍有些問題未解。病人及其醫師在治療的旅程上可能要終其一生的不斷選擇，最令人滿意的選擇當然應該是結果表現最好的，危險性與副

作用最少的，且負擔得起或願意負擔的。

在治療的旅程中，病人應是積極參與且被充分告知的夥伴，也能盡量在心理上自視為常人而非病人，尤其重要的是能自在的提出「為什麼？」的疑問。

在這本張教授的著作中，不但有科學的專業，也有照顧處於困境病人的藝術，更提供了病人及醫師廣泛的知識；該書內容平實、中肯，深入淺出。

相信我們都能從這本好書中有所收穫。

波士頓退伍軍人健康照護系統風濕部 / 主任

美國哈佛醫學院風濕部 / 教授

哈佛公衛學院 健康政策與管理 / 教授

梁馬修 謹識

102 年 12 月 7 日

優質的醫學新知寶典

認識張德明教授已多年，一位謙謙君子，做事腳踏實地，待人和善而寬容。張教授二十餘年前留學美國，在哈佛大學 Peter H. Schur, Matthew Liang 及 Michael Weinblattn 三位教授手下，研習風濕免疫方面的新研究；回國之後在風濕免疫專業領域持續發揮其長才。他是國內自體免疫方面的專家和臨床高手，癒人無數。他今日將其所學類風濕性關節炎的新知和臨床最近的新發展彙集成書。尤其此書也包括了：生活照護與日常保健，如類風濕性關節炎的飲食、運動和生活照護（包括常用藥品），都有詳細著墨，對於類風濕性關節炎的病人及家庭將是十分實用。

類風濕性關節炎是一種慢性且具破壞性的發炎性關節炎，是自體免疫疾病中最具代表性的疾病。因為關節的侵犯影響到肢體的健全與活動而間接影響到病人工作及對家庭與社會的貢獻，日久反成為其負擔，是我們極不願見到的情況。一般民眾對這類疾病的瞭解較少，尤其近年來風濕免疫方面的新知識和新研究一日千里，坊間較完整且專業的參考書籍也不多，因此經常聽到有病人因未能即時掌握病情，蹉跎許久才接受適當的診療，而耽誤了治療的黃金時間。

類風濕性關節炎醫療的科技與知識日新月異地在不斷發展，分子病理機轉的精進，乃至新藥尤其是標靶治療的推陳出新，讓許多病人有更好的生活品質與更佳的預後，這都是我們醫療人員共同期待的發展，類風濕性關節炎也正是這類疾病的代表之一。

張德明教授在 2015 年一月，由國防醫學院退休後來台北榮民總醫院繼續貢獻所長，相信許多本院的病人將得到張教授的專業上的嶄新服務。除竭誠歡迎他的加入本院外，也欣喜他把多年的經驗彙集成書，對類風濕性關節炎的病友及家庭將有助益良多，欣然為之序。

林芳郁（前臺北榮民總醫院院長、亞東紀念醫院院長）

與關節和平共處，找回健康的生活

經驗的累積或過度的自信使閱讀別人常似瞭然於胸，但人生中最困難的卻是認識自己，心身皆然。若罹患了或將相伴一生的慢性疾病，就讓認識自己更多了挑戰，但也唯有知己知彼、坦然面對，方能相忍相成、相伴相隨，從而和平共處，破繭重生，不受羈絆。

類風濕性關節炎是發炎性關節炎中最常見，也可能是最頑固嚴重的，大約影響了全世界人口的 1%。根據我們早期的研究（1994年），在台灣大約有 0.93% 的人口有此問題。

類風濕性關節炎雖以關節侵犯為主，但卻也有相當多其他關節外的臨床表徵，並清楚的顯示其為一以侵犯關節滑膜為主的全身性疾病。簡而言之，類風濕性關節炎是一種慢性、發炎性、多發性、周邊性、對稱性、破壞性的關節炎，常好發於中年女性。類風濕性關節炎因可造成嚴重的失能，不但會影響患者本身的身心狀況，同時也會影響家庭、社會，乃至於國家，故深受重視。

三十餘年前，我自國防醫學院畢業，留在三軍總醫院初當內科住院醫師的第一個月就被分發在風濕免疫科，從此一訂終身。赴美進修讀書期間，在研究全身性紅斑性狼瘡大師、哈佛醫學院的蕭彼德（Peter H. Schur）教授實驗室裡耳濡目染，學習分子生物學的實驗技術，同時也與研究類風濕性關節炎大師、哈佛醫學院的 Michael Weinblatt 教授共同研究抗風濕藥物的作用機轉，更同時與哈佛醫學院的 Matthew Liang 教授討論自體免疫疾病的公共衛生與流行病學。

1990 年回國後，我與他們的聯絡從未間斷，自己的臨床、教學與研究領域也始終沉浸在自體免疫疾病，尤其是類風濕性關節炎與全身性紅斑性狼瘡中，從未懈怠，單就類風濕關節炎而言，看了何止千手，並在照顧劉俠女士多年後，寫下〈俠隱之慟〉一文，悼念

君子之交。

　　而在最放鬆與快樂的診間裡，病人無助且重複的詢問，無情地壓迫著看診時間，以及坊間沒有完整的專書都是促使我動筆寫下本書的原因。我認真整理書寫，把所有的知識與經驗結晶都記錄下來，但也因為相關知識的不斷推陳出新，致不斷增修而歷時逾年，終至今日有懷胎破水的喜悅！

　　感謝林芳郁院長與 Matthew Liang 教授的序言，感謝我的父母始終如一的身教和鼓勵，更感謝我的妻子琦，幫我把部分手稿鍵入電腦，以及長久以來對我忙於公務的容忍與支持。三個可愛的兒子，大為已成為心臟科住院醫師，為本書內頁畫了我雙手的素描，代表著對病人的呵護與祈福；大容已赴美就讀於美國俄亥俄州邁密大學社會與老人學博士班，為本書畫了插圖；大方於台大電機畢業之後，也赴美就讀於普渡大學電機研究所，則幫我校對，葉富強醫師及秘書文茜提供了許多案例圖片，藥師林宗坤提供了藥物圖檔。更感謝我親愛的病人，多年來教了我這麼多，給了我愉悅的門診時刻，豐富了我的生命，滿足了我微渺的成就感與虛榮心，更提供我不斷成長學習的機會。期盼也相信這本書的出版，會對關心這個疾病的朋友有些許幫助，是所至幸！

張德明
（臺北榮民總醫院院長）

第**1**篇 認識**類風濕性關節炎**

關節炎是現代人相當常見的慢性疾病，根據美國的醫學調查報告顯示，關節炎是造成人類失能的常見原因，而發炎性的關節炎中又以類風濕性關節炎最為常見且頑固難治，在台灣，目前約有 18 ～ 20 萬名的類風濕性關節炎病人，且每年新增約 3,500 名病人。

類風濕性關節炎最令人害怕的是，其侵犯的對象並非只限於中、老年人而已，各年齡層、性別、種族都可能逃不過它的魔掌，嚴重者，甚至可能造成患者失能、家庭與社會的負擔，因此有必要防微杜漸，讓大眾都能瞭解症狀、愛護關節，避免或減輕類風濕性關節炎的侵襲。

第**1**章　關節是重要的人體結構

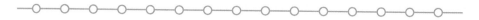

　　我們的身體如果沒有骨骼，就好像一具癱軟的行屍走肉，即使肌肉、內臟等再健全，還是會如同植物人一般動彈不得。但如果有骨骼，卻沒有關節呢？最多也只是撐起肉體，卻還是沒辦法活動或做任何的動作。我們常形容懶人茶來伸手、飯來張口，但若少了關節，連伸手、張口都難如登天，由此可知關節對人體的重要性。

　　關節是指身體骨頭間相接處的組織，可使骨頭既能互相緊密連貫，也能活動自如的構造。關節一旦受到破壞而不完整，肢體活動就會大大受限，行動起來也就不靈活，俗話說如果希望行事順利則須「打通關節」，其來有自。**守護關節也就是保護活動能力。**

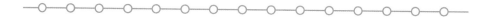

一、關節的構造

　　人體骨骼乃由九十六個主要關節所連結而成的，儘管這些關節多種多樣，但所有關節都一樣嗎？其實不然，依活動程度分類關節應可分為三類，包括：

1. **不動關節**：骨骨相連卻固定無法運動，專指纖維性關節，無關節腔，如：顱骨縫合。

2. **少動關節**：僅能略微運動，無關節腔，如：肋軟骨關節。

3. **可動關節**：能自由運動，具有滑液組織的關節腔，**也是類風濕性關節炎常侵犯的關節**，如膝關節。

　　基本上，關節的主要構造有六種：

1. **關節囊**：圍繞附著於關節周緣及附近的骨頭上，密封關節腔，分為內外兩層。外層為纖維層，由緻密的纖維結締組織構成，厚實堅韌，具有豐富的血管與神經；而內層為滑膜層，由疏鬆結締組織構成，薄透柔潤，可充填關節空隙及分泌潤滑液。

2. **關節半月板**：由纖維軟骨構成，常似圓盤狀或半月狀，中間薄，周邊厚，位於兩關節之間，具有減輕衝撞與震動的作用。

3. **關節韌帶**：分佈在關節周圍或關節腔內，具有連結兩關節骨及穩定關節運動的作用。

4. **關節腔**：是由外圍關節囊與內側光滑的關節軟骨所圍成的腔隙，腔內有滑膜液，腔內壓力為負壓，具有穩定關節的重要作用。

5. **滑液膜**：正常薄於三層滑膜細胞，鋪陳在關節腔內，但不包含軟骨，有補充關節空隙與分泌潤滑液的作用。也是**類風濕性關節炎侵犯關節的最主要病灶組織，是疾病發生的根源**。

6.**關節軟骨**：附著在硬骨外緣，有緩衝作用，多為軟骨細胞構成，
其中並無血管及神經分布，營養則依賴滑膜液擴散滋潤。

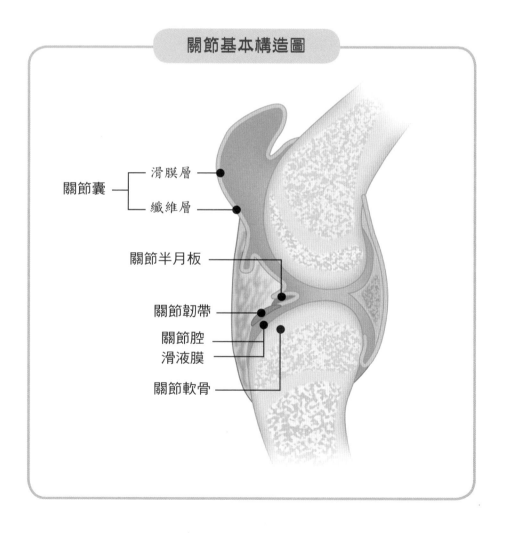

關節基本構造圖

關節囊 ── 滑膜層

纖維層

關節半月板

關節韌帶

關節腔

滑液膜

關節軟骨

類風濕性關節炎好發於周邊小關節，例如：手指關節、膝蓋關節、足踝關節等，都是類風濕性關節炎常侵犯的關節，因為均屬於可動關節，因此關節腔內皆有滑膜組織，而滑膜組織即是類風濕性關節炎的病灶所在，患者經常發病於此，也是臨床上病患抱怨關節疼痛腫脹的根源。

手指關節

由近指關節與掌指關節所構成。

1. **近指關節**：由第一、二節指骨連結而成。
2. **掌指關節**：由五塊掌骨與第一節指骨底構成。

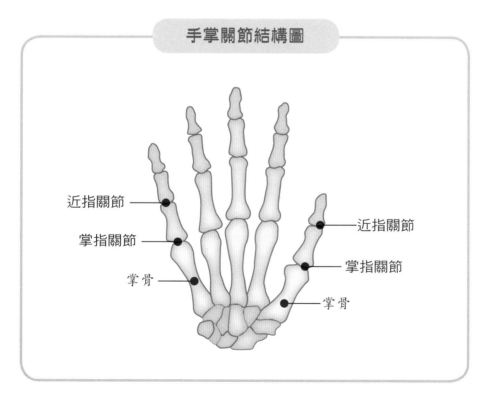

手掌關節結構圖

近指關節
掌指關節
掌骨

近指關節
掌指關節
掌骨

腕關節

由腕掌、橈腕及腕骨間三種關節所構成。

1.腕掌關節：由遠側列四塊腕骨與五塊掌骨底的關節面構成。拇指腕掌關節由大多角骨與第一掌骨構成。

2.腕骨間關節：由近側列腕骨的遠側面與遠側列腕骨的近側面構成。

3.橈腕關節：由橈骨腕關節面與尺骨下端關節盤的下面構成關節窩；舟骨、月骨和三角骨互以骨間韌帶相連構成關節頭。

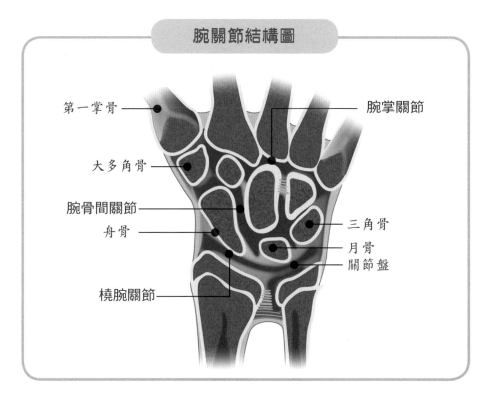

腕關節結構圖

第一掌骨　　　　　　　　　　　腕掌關節

大多角骨

腕骨間關節　　　　　　　　　　三角骨

舟骨　　　　　　　　　　　　　月骨
　　　　　　　　　　　　　　　關節盤

橈腕關節

肘關節

　　肘關節是一個複合關節，由三個關節共在同一關節囊而構成。

1. **肱橈關節**：由肱骨小頭與橈骨的關節凹構成。

2. **肱尺關節**：是肘關節的主關節，由肱骨滑車與尺骨、滑車切跡構成。

3. **橈尺近側關節**：由橈骨環狀關節面和尺骨上端的橈切跡構成。

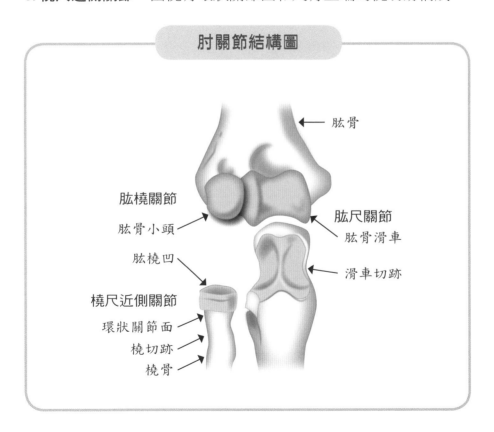

肘關節結構圖

肱骨

肱橈關節
肱骨小頭

肱橈凹

橈尺近側關節
環狀關節面
橈切跡
橈骨

肱尺關節
肱骨滑車

滑車切跡

足關節

足關節亦屬類風濕性關節炎常好發的周邊小關節,構造包括:

1. 趾關節:由趾骨連結而成。

2. 踝關節:踝關節是足部與腿相連的部位,由脛骨下端及內踝、腓骨外踝與距骨構成。關節囊有韌帶加強。內側韌帶(**三角韌帶**)從內側將內踝、足舟骨、距骨與跟骨連接起來;外側有距腓前、後韌帶與跟腓韌帶連結腓骨、距骨及跟骨。

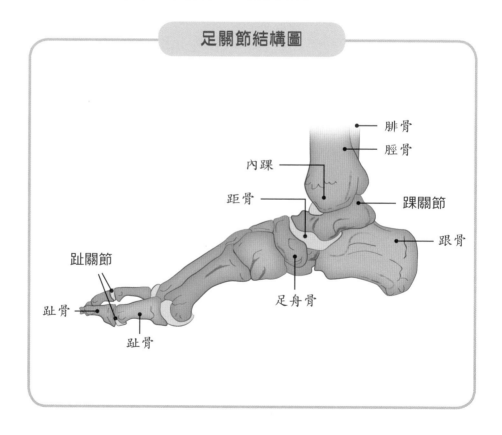

足關節結構圖

腓骨
脛骨
內踝
距骨
踝關節
跟骨
趾關節
足舟骨
趾骨
趾骨

膝關節

　　膝關節是人體最大的關節，由股骨下端的關節面、脛骨上端的關節面與髕骨關節面構成。膝關節內有半月板，具有潤滑、緩衝及保護關節面的作用。膝關節囊非常堅韌，前、後都有肌肉、肌腱、韌帶的保護，關節囊的前壁有髕骨與髕韌帶，兩側有脛、腓側副韌帶，後方則有斜韌帶加強。膝關節的主要功用是支撐人體體重及提供良好的活動度，使我們能行走自如。

膝關節結構圖

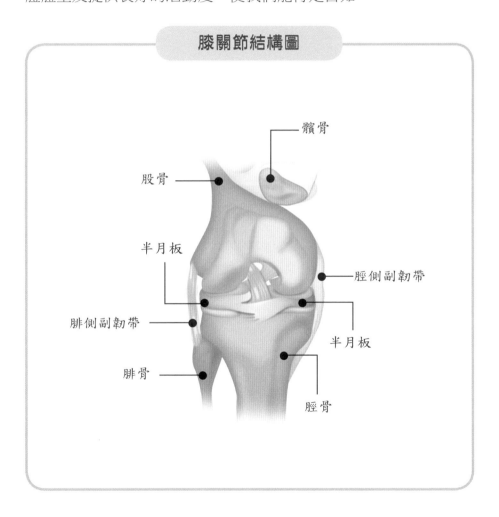

髕骨

股骨

半月板

脛側副韌帶

腓側副韌帶

半月板

腓骨

脛骨

顳頜關節

顳頜關節位於兩邊的耳前，是人體最上方的可動關節，由顳骨的下頜窩與下頜骨關節凸所構成，關節內有關節盤。顳頜關節為聯合關節，必須同時活動，完成張口、閉口、前伸、後縮及向側方運動，使用的次數非常頻繁，是咀嚼和說話的運動中心，偏偏也是類風濕性關節炎好發的關節。

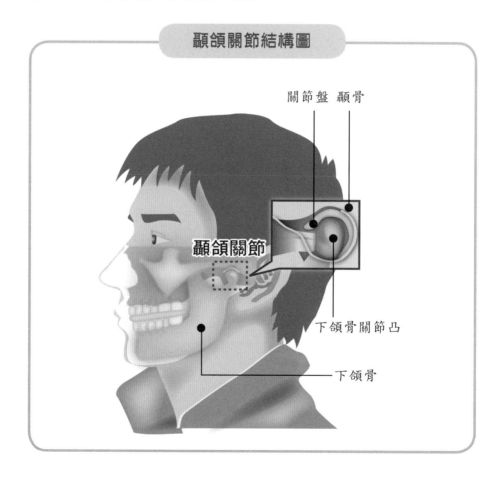

顳頜關節結構圖

關節盤 顳骨

顳頜關節

下頜骨關節凸

下頜骨

肩關節

　　肩關節是由肩胛骨的關節盂與肱骨頭所構成的，肩關節囊附著在關節盂緣和肱骨解剖頸上，關節囊上有喙肱韌帶，前有盂肱韌帶加強。整個肩關節的上前方有喙突，正上方有肩峰與喙肩韌帶保護。雖然在類風濕性關節炎中，肩關節是屬於好發率較低的關節，但還是有遭受侵犯的可能性。

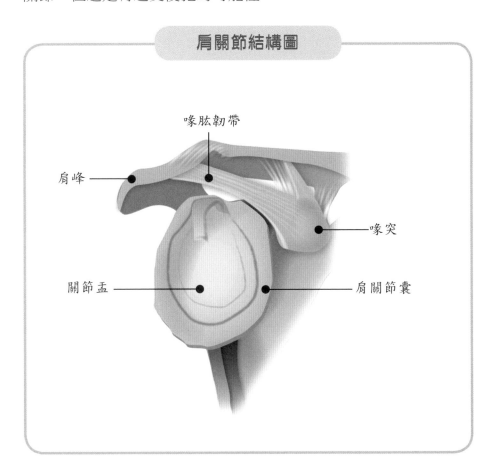

肩關節結構圖

喙肱韌帶

肩峰

喙突

關節盂

肩關節囊

髖關節

髖關節是股骨頭和髖臼的結合,其形態就像一顆球(**股骨頭**)嵌進一凹槽(**髖臼**)內,並且被堅韌的關節囊所包圍著,有賴此構造,讓髖關節具有極佳的穩定性。

關節囊很堅韌,不但包繞關節,還包繞股骨頸,與髖臼盂緣與橫韌帶一起將股骨頭包起來。關節囊的前端是骼股韌帶,令髖關節不至於過度伸展;前下方為恥骨囊韌帶,限制大腿向外伸展的幅度;後面為坐骨囊韌帶,則限制大腿往內旋的範圍。

換句話說,因為關節囊厚而堅韌且四周有許多韌帶加強,因而限制了大腿的活動範圍,前屈、後伸的角度僅 130°左右,內外旋的角度約為 40 ～ 55°。

人體在活動時,需要以髖關節為支撐點來平衡體重,其最主要的功能就是負重,因為髖關節常要承受比體重多出好幾倍的壓力,自然也就容易磨損、受傷害。

當病人抱怨髖關節疼痛時,除要了解是否曾經跌倒過或髖骨曾遭受到重擊外,也須考慮類風濕性關節炎侵犯,或曾長期服用類固醇導致引起關節壞死的可能性。瞭解類風濕性關節炎好發關節的位置與結構,就能提早掌握疾病的變化,多一分認識,多一些維護,或許就能減少關節遭到疾病的破壞與抑制不良的變化。

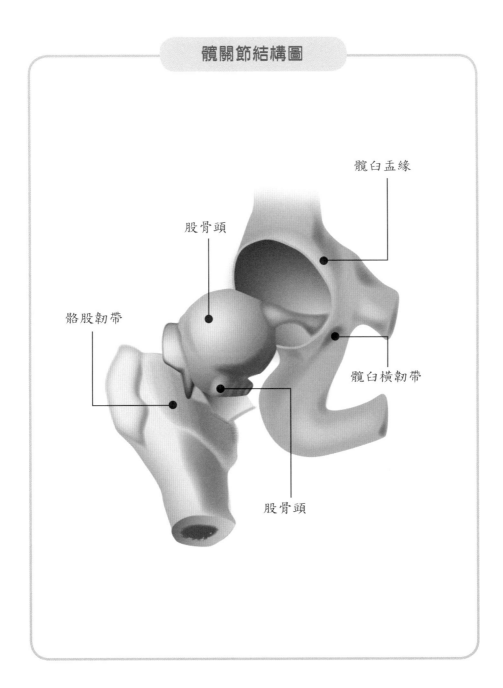

髖關節結構圖

髖臼盂緣

股骨頭

髂股韌帶

髖臼橫韌帶

股骨頭

二、認識硬骨

　　類風濕性關節炎晚期會因滑膜組織的不斷增生侵蝕而破壞硬骨（Compact Bone），也可能因藥物影響或身體長期少動，或不動而導致骨骼疏鬆，這些因素都會造成硬骨病變，所以我們也應該認識「硬骨」。

　　人體骨骼由骨組織、骨髓、骨膜、神經及血管等所組成，其中骨組織是種相當密實的結締組織，硬骨就是人體結締組織的一部分。硬骨的主要特徵是礦物質化的細胞間質，其基質包括「無機鹽類的結晶」與「有機的膠原纖維」，能夠保護內臟與支撐人體，除此之外，硬骨還有另一種功能──維持血液中鈣離子濃度的恆定。

　　依照構造及形態的不同，硬骨可分為兩種：內層是較鬆軟的海綿骨（Cancellous bone）；外層是較密緻的皮質骨（Cortical bone），或稱為緻密骨（Compact bone）。

1. 海綿骨（Spongy bone）：海綿骨質輕而疏鬆，由骨小樑（Trabecular bone）所組成，骨小樑之間有許多孔隙，類似海綿般，因此稱為「海綿骨」。

2. 緻密骨（Compact bone）：緻密骨的質地結實而堅硬，由一個、一個的骨元（Osteons）所構成，而骨元則由排列成好幾層的同心圓層的硬骨板（Lamellae）所組成，通過骨元中心的是哈氏系統（Haversian systems），而穿透哈氏系統、擔起溝通任務的則是

認弗克曼氏管（Volkmann's Canals），血管及神經會通過這些小管，進行骨髓腔及骨膜物質的交換。

　　觀察類風濕性關節炎患者，其蝕骨區（Zone of erosion）可見鈣化的骨小樑表面有擬骨質（即發育不完整的骨質），並開始有蝕骨現象。在蝕骨細胞（Osteoclast）的作用下，形成骨髓腔動，並吸收骨小樑被，令骨髓腔逐漸擴大，以致骨骼變得空洞化，侵害骨骼健康，導致骨骼病變、變形。

硬骨結構圖

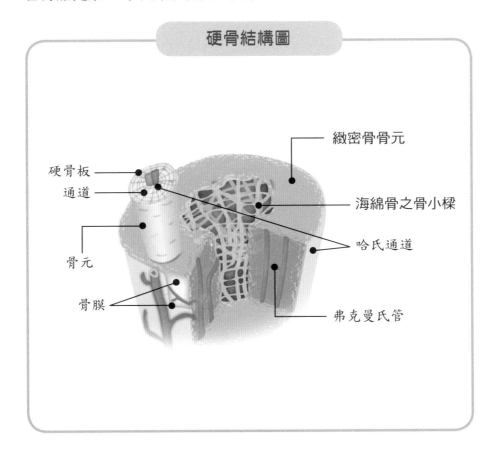

硬骨板

通道

骨元

骨膜

緻密骨骨元

海綿骨之骨小樑

哈氏通道

弗克曼氏管

三、關節對於人體的重要性

　　沒有關節，人體不過只是一灘不會動彈的血肉，是扶不起的阿斗，更不用說走、動、跑、跳。沒有關節的肉體就像一棟沒有鋼筋（骨骼）支撐的建築物，不但搭建不起來，更不用說能夠登高望遠。

　　再堅固的建築物經年累月地風吹雨打、日曬地震，鋼筋會鏽蝕，再堅實的房舍也會搖搖欲墜。人跟房子一樣，骨骼、關節就是支撐人體的鋼筋，若是健朗，便能夠行動自如，人生就是彩色的；若年久失修或缺乏照顧，難免纏綿病榻、不良於行，這樣的人生自然是退色，面對未來生活會感到非常悵惘。到底應該如何維護，才能讓「人體建築物」歷久彌新呢？只要瞭解守護關節的五大關鍵，就能擺脫人體骨節病變的危機！

　　首先，要避免違章建築，❶過重的體重是造成關節負擔最大的元凶，減輕體重，才能降低關節的負擔。其次，要減緩鋼筋鏽蝕的速度與程度，三不五時地幫鋼筋保養上油，也就是要❷經常活動身體以保固骨本、減輕發炎。

　　活動身體不需要做很勉強自己的動作，譬如劈腿、下腰等，只需要視自己的能力從事輕鬆、負擔小的活動即可，主要目的是為了避免關節長久不動容易僵硬，若運動過度或動作太大反而會造成關節的負擔。

　　此外，亦應隨時❸注意維持正確而放鬆的姿勢、❹避免劇烈

運動或在運動前未能充分熱身，也要❺注意關節保暖和避免風寒等。只要隨時注意，照護好關節，關節必定強健俐落，人自然也就精神抖擻。

預防關節病變的五大關鍵

1 * 減輕過重的體重

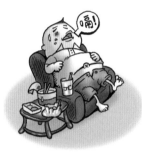

2 * 經常活動身體

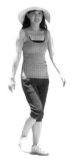

3 * 維持正確而放鬆的姿勢

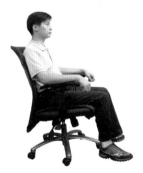

4 * 避免劇烈運動

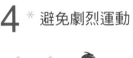

5 * 注意關節保暖

第2章 認識關節炎

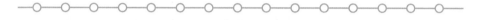

　　嚴格來説，關節炎算是很常見的疾病，根據美國的醫學調查報告顯示，關節炎與風濕症是造成人類失能最常見的原因（佔 17.5％），甚至高於一般人以為的心、肺疾病。關節炎的症狀因發炎的程度及病因而有不同的病況表徵，最常見的病因是因為關節滑液膜發炎，而造成關節的紅、腫、脹、痛現象。

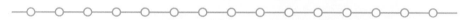

一、關節炎的成因

　　會引發關節發炎的原因很多，**常見的關節炎有退化性關節炎、類風濕性關節炎、痛風關節炎、僵直性脊椎炎、傳染性關節炎、紅斑性狼瘡合併關節炎等**，多半屬於長期的慢性疾病。

　　其實關節炎侵襲的人口數量遠遠超過你我的認知，並非只有老年人才會受到關節炎的侵襲，事實上，無論男女老少，幾乎每個人都曾經被關節炎折磨過，譬如天天打電腦的年輕人最常見的是因為長期姿勢不良、長時間過度使用電腦所導致的肩頸問題，以及運動傷害或外傷所引發的肌腱炎等

問題；至於 50 歲以上的長者則常見退化性關節炎或五十肩的問題。這些看似只要多休息就可以恢復的關節問題，其實就是關節炎的前奏。

　　你絕對想像不到，這世界上深受關節炎困擾的人口數有多少！根據統計，目前全球竟然有差不多 3.55 億的人苦於這個疾病，而且數值還在攀升當中，只要繁忙緊張的生活形態不改，關節炎的患者就不會減少，尤其世界各國老化的人口逐漸增多，讓關節炎病患的數量只增不減。預估截至 2020 年為止，全球的罹患率恐將增加至 18％之多。譬如美國，目前即有 15％左右的人口罹患關節炎，65 歲以上的美國人有 70％以上罹患關節炎，70

造成關節炎的可能原因

關節炎的成因複雜，取決於疾病種類。一般而言，包括遺傳及環境兩大成因，且多半是兩者兼具。

1. 遺傳　2. 老化　3. 感染　4. 荷爾蒙

5. 長期姿勢不正確。　6. 運動傷害或外傷導致。　7. 緊張忙碌的生活環境。

歲以上的長者罹患關節炎的比例更是高達 80% 以上。在台灣，大約 15% 的人有關節炎問題，又以 65 歲以上的老人居多，不得不讓我們更重視這類疾病的預防與治療。

二、關節炎的種類

　　關節炎的成因複雜，取決於疾病種類，一般而言包括遺傳及環境兩大成因，且多兩者兼具。臨床上，關節炎的診斷會依以下幾個原則做分類，並協助診斷。

關節的疼痛數

1. 單一關節受侵犯：可能為感染性、外傷性或痛風。

2. 少數關節：二～四個關節受侵犯，診斷較分歧，須觀察其發展。

3. 多數關節：四個或四個以上的關節受侵犯，可能為類風濕性關節炎、退化性關節炎等，須找其他條件。

關節的疼痛部位

　　關節炎可以分作許多種，不同類型的關節炎有不同的好發部位（*如右表*）。此外，類風濕性關節炎還會有對稱性的侵犯。

　　除了好發部位的不同外，關節炎還可以依照是否有發炎等，作進一步的分類：

有無發炎性

臨床上，是否有腫熱的現象，譬如類風濕性關節炎即屬於發炎性，侵犯關節會有腫熱現象；退化性關節炎屬於非發炎性，侵犯關節多無腫熱現象。

急性或慢性

譬如痛風，來勢凶猛，患者可能在半夜突然發作、痛醒；類風濕性關節炎則多緩緩而來，至少六週以上的病史。依此一原則舉例，若病人主訴四個以上多發性手部指間與掌指關節對稱性、發炎性關節腫痛且持續月餘的話，差不多可以確診是風濕性關節炎了。

類風濕性關節炎	退化性關節炎	僵直性關節炎	痛風
好發於手部、指間與掌指關節。	好發於手部遠端指關節及負重關節（如膝或腰）。	好發於下背與骨盆關節。	好發於第一大腳趾關節等。

第3章 認識類風濕性關節炎

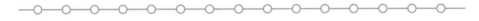

　　十九世紀中期前，人們總是將類風濕性關節炎與風濕混為一談，但隨著醫療技術的進步，人們對於類風濕性關節炎有越來越清晰的概念，相對在研究病因、病程的發展、以及治療與照護部分，也有更成熟的診療技術。

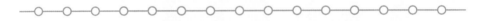

一、類風濕性關節炎之歷史回顧與命名

　　類風濕性關節炎的英文是 Rheumatoid arthritis，簡稱 RA。Rheumatos 源自希臘文，是流動（Flowing）的意思；其中，oid 是類似的意思，因為當時認為該病類似風濕熱（Rheumatic fever），arthr 指的是關節、-itis 則是發炎的意思。整體說來，當時的人認為這種病症是一種與風濕類似的游走性關節發炎，所以才命名為「類風濕性關節炎」。

關於類風濕性關節炎最早的記載

　　早在西元 123 年，印度古籍《Caraka Samhita》中即描寫罹患某種疾病的病人都會有手腳關節腫痛的狀況，這段文字很可能就是關於關節炎最早的文字記載。

直到西元 1591 年，法國醫師、也是巴黎大學的校長 Guillaume de Baillou，寫了第一本關於關節炎的書，他以風濕症（Rheumatism）為名描述關節出現肌肉發炎、酸痛、僵硬的狀況，不過這時候人們還是只知風濕，對類風濕性關節炎全無概念。

十九世紀正名為「類風濕性關節炎」

類風濕性關節炎與風濕之間有比較明確的區別，直到西元 1800 年時，才由法國醫學生 Augustin-Jacob Landre-Beauvais 在畢業論文中提出，他觀察罹患痛風的女性病患中有九例患者的臨床表徵與痛風的表現大不相同，他所發現的病症可能就是現代人所熟悉的類風濕性關節炎，但這時候還未對此病有任何正式命名。

類風濕性關節炎（Rheumatoid arthritis）的病名是到了西元 1859 年，才由倫敦醫師 Alfred Baring Garrod 爵士啟用。他發現有些痛風患者的症狀與傳統認知的痛風非常不同，於是他將這類不正常的發作稱為「風濕性痛風」。至 1890 年時，Garrod 醫師的兒子 Eric Garrod 醫師為了與痛風區別，便將「風濕性痛風」更名為「類風濕關節炎」（Rheumatoid arthritis），並且沿用至今。

對於 Alfred Baring Garrod 醫師的發現，風濕科醫師 Watson Buchanan 與數學家 Robert Murdoch 認為這種疾病是人類史上的新興疾病，病況尚未明朗，可能還會發生變化。至於導致類風濕關節炎的可能性病因，Buchanan 與 Murdoch 認為與慢性病毒（Slow virus）感染、其他感染，及工業革命所帶來的生活方式改

變都有關係。美國紐約大學風濕科教授 Gerry Weissmann 及 Elliot Rosenstein 認為是因為從西印度運輸大量的糖到歐洲，才導致牙周病與類風濕性關節炎的發生。

因為西元 1755 ～ 1765 年間，歐洲人在西印度的糖業貿易達到巔峰，糖成為「上層社會的白金」，英國政府開始對往來西印度的糖業貿易課以重稅，但到了 1773 年時，這項賦稅政策引發殖民地的嚴重反彈與抗議，甚至對歐洲展開茶與糖的反傾銷行動。因此在西元 1771 年前，重稅政策限制了歐洲對糖的輸入，當時的英國糖的全年輸入消耗量僅有 32,600 磅，但到了 1800 年，糖的全年消耗量已達 1 億 6 千萬磅，可以說，茶中加糖的生活方式已全面深入英國的中產階級之中。

到了 1874 年，英國的格萊斯頓（William EwartGladstone）首相甚至取消對糖業貿易的課稅，至此，在茶中加糖變成為全英國人民共同的生活文化，就在此時，蛀牙及牙周病的發生率也開始急速上升，同時也發現了類風濕性關節炎的蹤跡，因而 Gerry Weissmann 及 Elliot Rosenstein 才會認為是糖引起了牙周病及類風濕性關節炎的流行。

那麼，為何牙周病會引起類風濕性關節炎呢？會發生牙周病，是因為支撐牙齒的牙周組織遭到細菌破壞、發生病變，而造成這項傷害的細菌就是 Porphyromonas gingivalis，是一種常見的口腔細菌，容易造成牙齦發炎，這種口腔細菌會製造 Peptidyl arginine deiminase（PAD）酵素，這種酵素會使蛋白質瓜氨酸化

（Citrullinated），進而造成發炎及之後的類風濕性關節炎。

二、類風濕性關節炎的流行病學

「流行病學」是一門研究人群與疾病關係的學科，主要是描述某種疾病在人口中擴散、蔓延的情形，藉由系統性的觀察，瞭解並描述疾病的發生率與盛行率。

1. 疾病發生率： 即某種特定疾病在單一時間點或一段期間裡，新增的病人人數佔某特定地區的人口數比例。比例愈大，表示罹患該特定疾病的機率也相對較大。

2. 疾病盛行率： 即某種特定疾病在單一時間點或一段期間裡，罹患該特定疾病的人數佔特定地區總人口數的比例。

疾病發生率與盛行率的差別在於發生率指的是「新增」病例，盛行率則指所有的（**包含新、舊病例**）現存病例。

類風濕性關節炎的發生率在各色人種與各國之間都不一樣，由高而低排列順序如下頁，從表格資料上顯示，類風濕性關節炎在美國的發生率似乎比北歐、歐洲、日本及台灣都來得高。

一般而言，類風濕性關節炎的發生率會隨著年齡的增加而上升，80 歲之後才會驟降。女性發生類風濕性關節炎的高峰落於 55 ～ 64 歲之間，男性則是 75 歲，但有跡象顯示類風濕性關節炎的發生率似乎正在逐年下降中。

類風濕性關節炎的發生率

年代	國家	發生率／10 萬人口
2002	美國	44.6
1993	美國	42
2003	芬蘭	36
2001	芬蘭	31.7
1996	挪威	28.7
1998	挪威	25.7
2002	瑞典	24
1997	希臘	15 ～ 36
2012	台灣	15.8
1994	法國	8.8
1999	日本	8

類風濕性關節炎的盛行率研究

年代	國家	發生率／ 10 萬人口
2002	阿根廷	1970
1996	日本	1700
1999	美國	1100
1994	台灣	930
2002	英國	810
1993	芬蘭	800
1993	印度	750
2006	希臘	680
1999	法國	620
1999	瑞典	510
1999	愛爾蘭	500
2002	西班牙	500
2004	土耳其	490
2005	義大利	460
1997	挪威	440
2005	匈牙利	370
2003	中國	280
1998	沙烏地阿拉伯	220

　　不管是發生率還是盛行率，都會隨著年齡、性別、人種，甚至是不同的地理環境而不一樣，簡單來說，類風濕性關節炎的發生率大約是 15 ～ 30 ／ 100,000、盛行率大約是 1,000 ／ 100,000（亦即 1 ／ 1,000）。

　　在台灣，每年新增的類風濕性關節炎病人約有 3,500 人，目前台灣地區的病人總數約為 18 ～ 20 萬人，而且女性的發生率是男性的二～三倍，尤以 30 ～ 50 歲的中年女性最多。

BOX　　**類風濕性關節炎的高危險群**

　　任何年齡、性別皆有可能罹患類風濕性關節炎，但根據流行病學調查，中國人的盛行率約為 0.4%、白種人是 1%。在臺灣，約有 18 ～ 20 萬人深受類風濕性關節炎的困擾，女性的發生率是男性的二～三倍，尤以 30 ～ 50 歲的中年女性容易發病。

三、為何會得到類風濕性關節炎？

為什麼會得到類風濕性關節炎呢？以下且由遺傳性、環境危險因子及其他因素等三方面來進行討論：

類風濕性關節炎的遺傳性

根據 1970 年代的大型遺傳研究發現，遺傳因素佔了類風濕性關節炎成因的六成左右，而環境因素以及其他與遺傳無關的因素則只佔了大約四成，可見「基因遺傳」確實與類風濕性關節炎的發生密切相關。

◎家族遺傳研究

觀察同時罹患類風濕性關節炎的同卵雙胞胎的疾病表現，對患者進行家族研究、基因掃瞄，發現基因遺傳確實與類風濕性關節炎的發生息息相關。

同卵雙生較異卵雙生的發病率高，一般人罹患類風濕性關節炎的機會大約是 1%，但同卵雙胞胎的患病機率約為 15%，其子女得病的機會約為 5 ～ 10%，顯見遺傳對類風濕性關節炎的發生影響重大。

基因工程的研究一日千里，基因解碼技術的突破，讓我們可望解開基因與免疫疾病的秘密。根據相關研究發現，目前已確知約有三～四萬個基因可能影響人體是否會遺傳某些疾病，截至目前為止，最受注目的人類基因是位於第六對染色體短臂上的主要

組織相容複合體（Major histocompatibility complex，MHC），包含了數百對基因，其中有許多對基因與免疫功能相關，光是類風濕性關節炎就與其中三分之一左右的基因有關，換句話說，這部分的基因對於類風濕性關節炎的遺傳影響最大。

1970 年代的兩項大型遺傳研究發現遺傳因素約佔類風濕性關節炎成因的六成，環境及其他非遺傳因素則佔約四成。當時，美國的 Stastny 與英國的 Panayi 相繼發現人類白血球表面抗原（Human Leukocyte Antigen，HLA）HLA-DR4（HLA-DRβ1）與類風濕性關節炎有關—— 70%左右的類風濕性關節炎病人都帶有 HLA-DR4 抗原，而正常人僅有 28%的人有 HLA-DR4 抗原，而 HLA-DR4 呈現陽性的人，罹患類風濕性關節炎的危險性是陰性者的四～五倍。

對於類風濕性關節炎基因的研究，之後的科學家有更進一步的發現，亦即 HLA-DR 基因中的 DRβ 鏈與類風濕性關節炎的發生確實有莫大的關係，換句話說，與類風濕性關節炎最有關係的基因莫過於 HLA-DR。科學家發現是 HLA-DRβ 鏈的第三個高變異區（hypervariable region）上，序號 70 ～ 74 的胺 基 酸（Glutamine-leucine-arginine-alanine-alanine，QKRAA 或 QRRAA）讓病人罹患類風濕性關節炎。

HLA-DR4 可分為十一種亞型—— DRβ1*0401-0411，這些基因都含有上述的胺基酸，歐洲人多是 0101、0401 及 0404，亞洲人則以 0405 與 0901 為主，一般而言，帶有 DRβ_1-0401 與

0405 成對基因的人罹患類風濕性關節炎的機會是沒有這種基因者的三倍。

目前更清楚的是，HLA-DRβ1 的基因表現只影響類風濕因子陽性的類風濕性關節炎，尤其是抗 - 環瓜氨酸（Anti-cyclic citrullinated peptide antibody，Anti-CCP）抗體陽性的類風濕性關節炎。此外，這一基因也會影響疾病的嚴重度，尤其是骨關節的侵蝕破損。在 MHC 的其他部分中，也有少數其他基因曾被報導，但未如前者重要。

HLA-DR4 並非是唯一與類風濕性關節炎有關的遺傳因素。透過單核苷酸多形性（Single nucleotide polymorphism，SNP）繪圖除證實 MHC 是重要的影響基因，同時也找到多處可能是導致類風濕性關節炎的特定染色體區域。透過基因掃描，目前已發掘 MHC 以外，還有可能會影響類風濕性關節炎的三種基因：

1.
T 細胞受體活化途徑相關基因

如 PTPN22、STAT4、CD28 及 CTLA4。

2.
NF Kappa β 訊息傳導途徑相關基因

如 CD40、TRAF1、TARF6、TNF-SF14、TAFAIP3、C-REL。

3.
第二介白質（IL2）訊息傳導路徑相關基因

如 IL2RA、IL2RB。

第三章 認識類風濕性關節炎

◎非 MHC 基因

對類風濕性關節炎的遺傳擁有三分之二影響力的基因除了
MHC 外，還包括 2004 年發現的 PTPN22、PADI4，以及 2007 年
才發現的 STAT4、TRAF1-C5 與 6q23 等。

PTPN22（Protein tyrosine phosphatase，non receptor type 22）
管控著淋巴球的酪氨酸磷酸酶，具有調節 T 細胞與 B 細胞的功
能，不過亞洲人似乎不具此對基因，並且 PTPN22 也只與類風濕
因子呈現陽性，或抗 - 環瓜氨酸抗體陽性的病人有關，也有報告
認為此對基因與發病年齡、男性病患較有關。PADI4（Peptidyl
arginine deiminase，type4）是管控蛋白氨酸（Arginin）轉變瓜
氨酸（Citrulline）的酵素，一般認為與抗 - 環瓜氨酸抗體的產
生有關。此外，帶有 STAT4（Signal transducer and activator of
transcription 4）基因的人罹患類風濕性關節炎的機會是沒有這種
基因者的，可能引發類風濕性關節炎自體免疫的問題。

除了上述的基因影響外，另外有些基因可能是類風濕性關節
炎與其他自體免疫疾病也會引發免疫失調，進而導致類風濕性關
節炎發生。

類風濕性關節炎會引發那些免疫失調的問題？

可能引發 類風濕性關節炎的免疫問題	可能導致的狀況
免疫球蛋白缺陷	免疫球蛋白 GFc 部位的醣化作用（Galactosylation）缺陷是形成類風濕性關節炎的重要危險因素。根據動物實驗發現對實驗鼠注射缺少 Galactose 的免疫球蛋白 G（IgG），會造成關節炎的惡化。
發炎性細胞激素	一些細胞激素的遺傳型可能與類風濕性關節炎有關，尤其以腫瘤壞死因子（TNF）及第一介白質為代表。 TNF 基因位於第六對染色體 MHC 上。其啟動子多形性（Promoter polymorphisms）與類風濕性關節炎罹患的年齡和類風濕結節的出現與否有關。

持續關注與類風濕性關節炎關係密切的基因將有助於：

2.
引領研發治療
類風濕性關節炎
的新型小分子
藥物。

1.
預測治療類風濕
性關節炎的
反應。

3.
進一步瞭解類風
濕性關節炎
的成因。

引發類風濕性關節炎的環境危險因子

　　導致類風濕性關節炎的原因包括遺傳基因、環境因素與機緣。如前文提到的，透過同卵雙生子的研究，發現基因對類風濕性關節炎的影響只佔 50 ～ 60％，其他致病原因是來自環境因素與其他還沒辦法確定原因。

　　不過，近來有研究發現類風濕性關節炎會因抗 - 環瓜氨酸抗體的有無而有表現不同，HLA-DR β 1、PTPN22、TRAF1/C5 等基因皆與抗 - 環瓜氨酸抗體反應陽性的病人有關，IRF-5 的基因則與抗 - 環瓜氨酸抗體呈現陰性的人有關。

　　類風濕性關節炎與血清標記抗 - 環瓜氨酸抗體間的反應，顯示影響類風濕性關節炎發生的遺傳基因與環境因子間具有某種程度的關連性，如繼續研究追蹤，應該可以發現更多可能引發類風濕性關節炎的危險環境因子。

BOX　　　　何謂「抗 - 環瓜氨酸抗體」？

　　抗 - 環瓜氨酸抗體（Anti-cyclic citrullinated peptide antibody，Anti-CCP）是一種適用於鑑別診斷類風濕性關節炎的血清學檢查。

◎**檢驗結果為陽性**：幾乎可以確診為類風濕性關節炎。

◎**檢驗結果為陰性**：則可能是預後狀況比較好的類風濕性關節炎，或者是非類風濕性關節炎的其他情形。

可能引發類風濕性關節炎的環境因子

1. 矽塵（Silica dust）

矽塵是最早被認為可能引發類風濕性關節炎的環境因子，尤其對抗 - 環瓜氨酸抗體陽性的人影響更明顯。

2. 香菸

目前已百分之百確定與類風濕性關節炎有關的環境因子就是香菸。研究顯示，香菸的影響僅止於類風濕因子陽性反應或抗體表現陽性的類風濕性關節炎病人，對於反應為陰性的病人幾乎沒有任何影響。

香菸對類風濕性關節炎的影響，可能早在關節炎發生前數年便已經開始了，只有戒菸超過 10 ~ 20 年，才能減低罹患關節炎的危險。對帶有 HLA-DRβ1 基因的人，抽菸尤其危險，抗 - 環瓜氨酸抗體反應陽性的患者較一般人的罹病率高達 10 ~ 40 倍之多，但這並不表示沒有 HLA-DRβ1 基因的類風濕性關節炎病人抽菸是無害的行為。

基本上，抽菸對類風濕性關節炎就是不好的行為，對於關節外部的症狀具有不好的影響。有研究顯示，即使是二手菸也會增加類風濕性關節炎發生的機率。而孕婦抽菸也會影響胎兒日後罹患類風濕性關節炎的機率。

抽菸除了可能觸發類風濕性性關節炎的發作，如果患者本身帶有 HLA-DRβ1 基因，且抗 - 環瓜氨酸抗體呈現陽性反應的話，還可能引發心血管疾病。因此，帶有 HLA-DRβ1 等危險基因，或家族中有類風濕性關節炎病史的人，切勿抽菸或應戒菸。根據瑞典、丹麥的研究，只要與香菸說「拜拜」，就能夠有效減少 20 ~ 25％ 的罹病機會。

續下頁 →

可能引發類風濕性關節炎的環境因子

3. 礦物油與其他賦形劑	動物實驗中，大老鼠即可因注射賦形劑產生類似類風濕性關節炎的表徵，而環境因子中的礦物油，則主要是來自於職業上長期的接觸。
4.EB 病毒與黴漿菌	EB 病毒與黴漿菌的感染均可能刺激人體的免疫系統，進而引發類風濕性關節炎，但目前尚且缺少直接而充分的證據可以證明此一論點。
5. 飲食	可參考本書第三篇第 180 ～ 204 頁有專章詳細論述。
6. 社經因素	有些學者主張社經地位較低落的人比較容易發生類風濕性關節炎，且預後也較差。

所謂一命、二運、三風水、四積陰德、五讀書，大多數的學者都同意遺傳基因與環境之間必然存在著某種相依相生的關係，生命總是自有其出路與難以捉摸的一面。

BOX　　　何謂「賦形劑」？

用來幫助藥物均勻混合、維持穩定，並且能夠減少藥物的刺激性、不良氣味等的物質，則稱為賦形劑（Excipients）。

其他因素

◎性別因素

　　類風濕性關節炎以女性較容易得到，女：男 =2：1 ～ 4：1，研判可能與荷爾蒙的分泌有關，因為臨床發現許多懷孕後期的孕婦患者病情會趨緩，但卻有 90% 左右的患者會在生產後的數週至數月間惡化。雖然惡化的病理機轉目前仍然不清楚，但判斷可能與胎盤會產生抑制發炎的細胞激素，如第 10 介白質有關。另外，也有研究發現胎兒幹細胞擁有抑制發炎的作用。

◎細菌或病毒感染

　　已有間接或直接的證據可證明腸道細菌、黴漿菌、微小病毒 B19（Parvo virus）、反轉錄病毒（Retrovirus）、人類疱疹病毒第四型（Epstein-Barr virus，EBV）等病毒對類風濕性關節炎的發生或致病機轉具有舉足輕重的地位。

　　由於目前還無法確定感染病菌的特性，所以也沒辦法確定類風濕性關節炎與感染病菌之間的關連，但類風濕性關節炎的發生極可能是在受到病菌感染後引起免疫失調而造成細胞功能異常、化學物質異常分泌及生物功能途徑異常所致，因此，目前類風濕性關節炎的生物製劑治療主要標的是細胞激素、B 細胞及 T 細胞，也的確都能獲得不錯的治療效果。

◎自體免疫

1. 第二型膠原纖維：研究發現餵食給第二型膠原纖維（Type II collagen，CII），會發生關節炎的老鼠可降低發生關節炎的機率，若將含有抗膠原抗體的免疫球蛋白注入人體應該也會產生類似的效果，但是因為此一抗體並非發現於類風濕性關節炎上，所以究竟是關節炎導致該人體產生抗體，或因為有該抗體的存在才引發關節炎，目前尚在爭論中，不過人體實驗發現此一抗體雖非病因，但卻可能強化發炎反應。

2. 熱休克蛋白質：部分類風濕性關節炎患者在滑膜液中有較高的對抗黴漿菌熱休克蛋白質抗體，由於細菌的熱休克蛋白質胺基酸的分子排列與人類蛋白質非常相似，因為兩者分子相似的原故，而產生自體免疫的現象。

3. 抗 - 環瓜氨酸抗體：Anti-citrullinated Protein Antibodies（ACPAs）主要是針對精胺酸（Arginine）轉成瓜胺酸（Citrulline）的表面型抗原決定部位（Epitope）被精胺酸脫氨酶（Petidyl arginine deaminase，PAD）酵素作轉譯後的修飾。抗 - 環瓜氨酸抗體在疾病早期或潛伏期就可測定到它的存在，抗 - 環瓜氨酸抗體與類風濕性關節炎的嚴重程度及預後有關，抗 - 環瓜氨酸抗體會與遺傳體質有相互作用，尤其是 HLA-DR，唯抗 - 環瓜氨酸抗體所反應之特定表面型抗原決定部位（Epitope）仍未有定論。

4. 其他：組成人類軟骨成分之一的醣蛋白如 GP39 與 HLA-

DR0401 分子結合，可刺激類風濕性關節炎患者的 T 細胞增生，將 GP39 注入 BALB/c 鼠也會引發多發性關節炎。

四、類風濕性關節炎的臨床症狀

臨床上，**類風濕性關節炎最典型的症狀便是人體周邊關節出現對稱性的多處、慢性（時間達六週以上）發炎反應，尤其是手部及腳部的小關節。**類風濕性關節炎侵襲的部位不只是人體的周邊小關節，事實上，它會引起全身性的病變，包括血液、眼睛、肺臟、神經與心臟血管系統等的異常。

大多數的類風濕性關節炎患者都是屬於慢性發作，**初期症狀有疲倦、虛弱、關節晨間僵硬、關節疼痛等**，在關節腫脹前數週就會出現這些症狀。類風濕性關節炎一旦發病就可能波及到數個關節，但有時候也可能只出現在單一關節，尤其是膝關節最常見，之後再對稱性的發生於其他關節。

關節的症狀及表徵

患病初期，患者發病的關節常可見梭形腫脹、發熱、壓痛或伸展受限。關節外部的皮膚常呈微亮紅色，但明顯發紅則較少見，關節部位的皮膚皺褶會因為腫脹而變淺，色澤變淡紅。

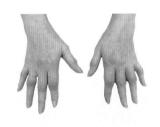

▲ 關節部位的皮膚皺摺因腫脹而變淺，色澤變深。

　　關節晨間僵硬的情況可能長達一個小時或更久，僵硬時間的長短與病情的嚴重度成正比，若病情改善，則僵硬時間會縮短。

　　手指和腕關節的狀況可透過壓擠血壓計氣囊的握力來測知。正常人用力擠壓氣囊時，壓力可升至 140 mmHg 以上，病情越嚴重者握力越差，氣囊壓力值也會隨之下降。

　　至於，下肢的病情判斷可以透過行走標準距離 50 呎（15 公尺）或固定距離需要多少時間來做評估。

BOX　　　　　**類風濕性關節炎臨床常見症狀**

1. 初期會感到身體疲倦、虛弱、精神欠佳、全身酸痛、胃口差、體重變輕、關節不適。

2. 周邊小關節，如手指、手腕、膝蓋至踝關節等開始出現多個關節紅、腫、熱、痛、僵硬等症狀，這些症狀常具有對稱性。

3. 末期關節可出現小結節，且常造成變形，並影響運作功能。

4. 早晨起床後，關節感到特別僵硬，得持續活動一小時以上，才能好轉。（延伸閱讀 P.239 氣候變化會影響類風濕性關節炎的症狀輕重嗎？）

類風濕性關節炎與其他疾病的關係

　　類風濕性關節炎可能發生在任何關節，但**最常發生的部位還是肘關節以下**，如手腕、掌指、近端指間關節，以及膝關節以下的踝部、足部關節等，可能發生的百分比如下圖。

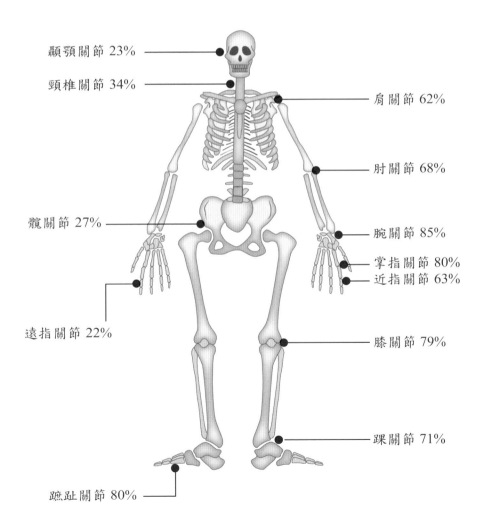

顳顎關節 23%

頸椎關節 34%

肩關節 62%

肘關節 68%

髖關節 27%

腕關節 85%

掌指關節 80%

近指關節 63%

遠指關節 22%

膝關節 79%

踝關節 71%

蹠趾關節 80%

所謂行家一出手便知有沒有,手部關節炎最常需鑑別的即類風濕性關節炎及退化性關節炎,其臨床上大致分佈區如右圖。

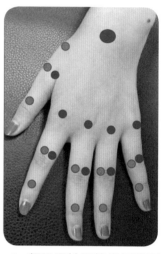

● 類風濕性關節炎好發區
● 退化性關節炎好發區

類風濕性關節炎侵犯脊椎的機率通常不高,其中頸椎算是較常發炎的部位,可能造成第一、二節頸椎脫位,導致神經壓迫。其次,腕部如果有肌腱滑囊炎(Tenosynovitis)或滑膜肥厚的問題,也可能會壓迫正中神經,導致腕隧道症候群(Carpal tunnel syndrome),大拇指、食指、中指及無名指的內側有麻痺的症狀。

患者關節旁肌肉無力及萎縮的程度會與病情成正比,影響所及,肢體活動受到限制,尤其是伸展的動作。有些罹病時間久的病人會出現彎屈攣縮或肢體變形的情況,例如手指關節扭曲成如天鵝頸(Swan neck)的模樣——掌指骨關節彎曲,近端指間關節過度伸展,遠端指間關節彎曲,嚴重狀態甚至會因為手部肌肉萎縮、掌指關節半脫位、指間關節彎屈攣縮而變成 Z 字形,近端或遠端指間關節畸形,形成鈕扣狀

天鵝頸變形

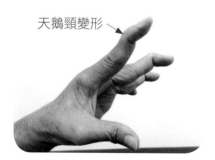

▲ 指關節變形,形成如天鵝頸(Swan neck)的姿態。

（Boutonniere）或木槌狀（Mallet）——即近端指間關節彎曲，遠端指間關節過度伸展。因為我們的手常需要向外旋轉做事，也會發生掌與手指向外側偏移的狀況。

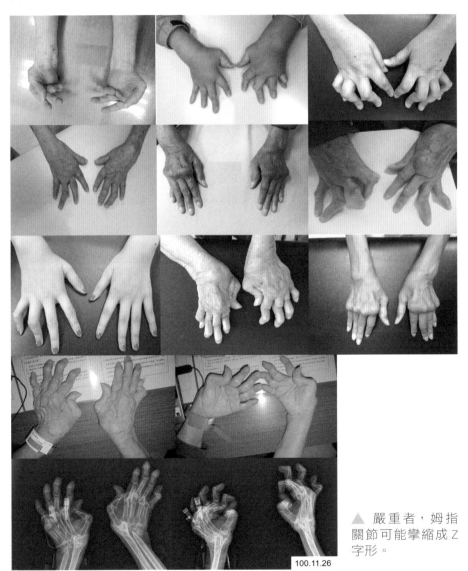

▲ 嚴重者，姆指關節可能攣縮成 Z 字形。

　　除了手部以外，足部也會因為嚴重的各種畸形而影響應有的功能及行走能力。由於慢性發炎的關係，膝關節的韌帶變得鬆軟，關節滑膜會侵滲入膝關節後方的膝膕區，並分泌滑膜液，形成貝克氏囊腫（Baker's cyst），也可因囊腫破裂滑膜液向下滲流，導致下肢腫脹、疼痛。

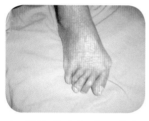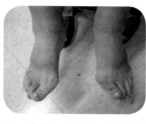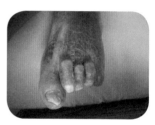

▲ 慢性發炎造成下肢的腫脹、疼痛、變形，甚至不良於行。

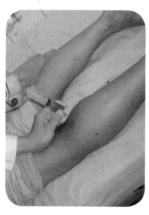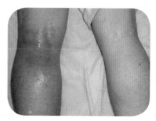

▲ 貝克氏囊腫（Baker's cyst）。

類風濕性關節炎關節以外的表現

◎類風濕性結節

　　類風濕性關節炎病人約有 20 ～ 30％的比例會出現類風濕性結節（Rheumatoid nodule）、血液中伴隨有類風濕因子，但國人一般較少見類風濕性結節。

　　類風濕結節的直徑約為 0.2 ～ 1.0 公分大小，發生原因可能與局部受傷有關，局部受傷導致小動脈發炎，進而引起組織細胞和纖維母細胞增生而產生結節。**結節多出現於手指、手肘的外側伸展面或其他受到壓迫的部位**，如頭枕部，長期臥床的病人的臀部也可能出現。

　　這種小結節有的可以移動，但附著於肌腱或骨膜的則不能移動，通常硬而不痛，有囊狀感。有結節的患者多數是病情較嚴重，且關節多已受到破壞。其他可能出現類風濕結節的部位，還有聲帶（可導致聲音沙啞）、鞏膜（可導致眼球穿孔）、心臟、肺部、軟腦膜等。

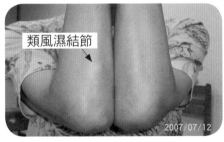

類風濕結節

2007/07/12

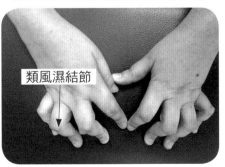

類風濕結節

◎血管炎

　　類風濕性血管炎就是一種全動脈炎，各層血管壁都會遭到發炎細胞的浸潤。目前治療類風濕性血管炎的方法，仍以類固醇或免疫抑制劑藥物為主。約有 1%的類風濕性關節炎病人會有這方面的困擾，通常發生於病情較嚴重且長期患病的類風濕性關節炎患者身上，這些患者的關節通常已經嚴重變型，且血清中帶有高濃度的類風濕因子及較低濃度的補體。

　　臨床上，血管炎包括以下形式：

1.遠端動脈炎：會產生如甲床褶栓塞（Nail fold infarct），指（趾）尖壞死及下肢或足踝部位有潰瘍等、皮膚潰瘍、周邊神經病變（**手腳發麻**）。

2.內臟動脈炎：包含心、肺、腸、腎、肝、胰和睪丸等相關器官的腫痛或功能障礙，以及觸摸性紫斑（**常發生於下肢的出血斑**）等。內臟動脈炎嚴重者，冠狀或腸系膜血管都可能發炎，且預後不好。

◎乾燥症候群

　　因淚腺與唾液腺等外分泌腺受到自體免疫侵犯的緣故而產生病變。乾燥症候群（Sicca syndrome）可不伴隨其他疾病、單獨發生（**稱為原發性，**

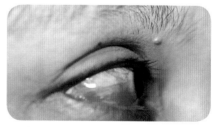

▲ 類風濕性關節炎併發上鞏膜炎。

Primary Sjögren's syndrome），例如
常見的乾眼症，但是 10 ～ 35 ％的
類風濕性關節炎患者都會伴隨有乾
燥症發生（稱為次發性，Secondary
Sjögren's syndrome），其他眼睛病變
包括鞏膜或上鞏膜發炎（Scleritis or
episcleritis），即使發生率低於 1 ％，
但還是可能對視力造成影響。

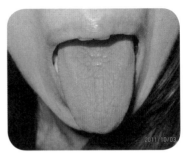

▲ 舌頭色紅如生牛肉，舌面無唾液。

◎神經肌肉病變

由於關節與關節周圍變腫脹的關係，神經可以通過的路徑變
窄了，尤其是腕部有正中神經（Median nerve）、肘部有尺神經
（Cubital tunnel syndrome）通過，在這些神經分佈的區域會發生
麻木及知覺障礙，甚至肌肉萎縮的情形。

◎肺部病變

類風濕性關節炎病人會出現的肺部病變包括肋膜疾病、間質
性纖維化、結節性肺病、小支氣管炎、動脈炎併肺高壓等五種。

1. 肋膜疾病：這是類風濕性關節炎患者最常見的肺部病變。約
20％的類風濕性關節炎患者在患病初期就會出現肋膜疾病，並且
因此而有胸痛及氣喘的問題，有時甚至會合併肋膜積液，積液太
多還可能引起呼吸困難。積液中，因發炎細胞代謝消耗與免疫反
應的進行，醣與補體濃度相較於血中會下降、蛋白質因發炎反應

增高，也會內含細胞（數目約 100 ～ 3500 ／ mm3），且含有較多為中性球及單核球。

2. 間質性纖維化：類風濕性關節炎患者的中胚層（Mesoderm）細胞反應性增加，是導致肺部纖維化的主要原因，若病人有合併乾咳及呼吸困難、呼吸短促的情形，即可能有間質性肺炎與纖維化的問題。大約 6％類風濕性關節炎病人在病症開始後十年內會出現肺部纖維化。

間質性纖維化最主要的功能性病變是氣泡微血管氣體交換出現障礙，經由理學檢查可發現細微、瀰漫性的乾囉音（**是種聽起來比較粗、低音調的震動聲**）；X 光檢查可見瀰漫性的廣泛間質性粗粒變化，透過高解析的電腦斷層掃描或肺臟切片即可確診。

此外，肺功能檢查一氧化碳擴散的速率是否下降（Diffusing capacity for carbon monoxide，DLCO）也是敏感的追蹤利器，一般而言，一氧化碳擴散的正常值在 80％以上，60 ～ 80％表示有輕微病變，40 ～ 60％為中度病變，若小於 40％則已經達到嚴重病變了。

3. 結節性肺病：類風濕性關節炎患者的肺部可能出現單一或多發，甚至結成團的類風濕性小結節。此外，也可能併發類風濕性肺塵沉著症（Caplan's *症候群*），這是類風濕性關節炎與塵肺病（Pneumoconiosis）合併發生的病症，多見於礦區，但因為現代環境改善，所以已經並不多見。

4. 小支氣管炎：這是比較少見的併發症，間質性肺炎持續加重到肺泡侵犯，即可能引發細支氣管炎，甚至導致呼吸衰竭。

5. 動脈炎併肺高壓：若影響肺小動脈或肺部微血管，即可能引起肺動脈高血壓問題；若肺部纖維化嚴重，也會引起肺動脈壓升高。

6. 小氣道疾病：與類風濕性關節炎本身以外的狀況有關。肺部的氣體交換主要在肺小氣道進行，若小氣道生病了就可能引起通換氣功能的障礙及慢性缺氧等問題。

◎心臟疾病

類風濕性關節炎也會侵襲心臟，但因為與關節炎本身的症狀相比，病情較不明顯，因此不少患者誤以為類風濕性關節炎不會侵犯心臟，事實上，類風濕性關節炎患者發生心臟病變的機率不低，有心包膜炎、心肌炎等各種心臟損害。

1.心包膜炎：約有11%的類風濕性關節炎患者可能出現心包膜炎，也是類風濕性關節炎患者最常見的心臟表徵，其中大約30%併有心包膜積液，臨床上會表現急性胸痛及呼吸困難，但通常是無症狀的，必須藉由心臟超音波檢查才能夠檢出，且多數病情輕微，常自然即可痊癒，至於心包填塞或緊縮性心包炎則極為罕見。

2.心肌炎：心肌炎有肉芽腫性心肌炎與間質性心肌炎兩種，前者與類風濕結節類似，整個心肌有瀰漫性單核細胞浸潤，也可能沒有臨床症狀；後者則如間質性肺炎，在心肌上產生纖維化，唯兩

者皆極其少見。

3. 瓣膜閉鎖不全和傳導失常： 由於類風濕性結節會侵襲心臟瓣膜或傳導系統的緣故，影響瓣膜的開關功能，造成瓣膜狹窄或閉鎖不全等問題。長期的類風濕性關節炎患者比一般人更容易有血管硬化與心血管疾病的產生。

◎費爾替氏症候群

　　這種症候群會發生於年齡較大、病程較長的類風濕性關節炎患者身上。費爾替氏症候群（Felty's syndrome）包括類風濕性關節炎、脾臟腫大及嗜中性白血球減少（Granulocytopenia）等組合，患者會有貧血與血小板減少、反覆出現發熱、感染、出血等現象。類固醇的使用可改善白血球與血小板降低的問題，幫助感染或出血症狀好轉。但是，部分類固醇療效不佳的患者，則需要進行脾臟切除手術，可是療效通常不會令人很滿意。

◎成年型 Still 氏病

　　Still 氏病是幼年型類風濕性關節炎的一種，但也會在成年人身上發生，若風生於成年人則稱為「成年型 Still 氏症」（Adult-onset Still's disease），患者會出現不明原因的間斷性發燒、關節炎、肌肉痛，有時會發生鮭魚色紅皮疹（Evanescent salmon-pink rash）、淋巴腺腫大、喉嚨痛、肝脾腫大。這類患者的類風濕因子及抗核抗體往往會呈現陰性反應，但血液中攜鐵蛋白（Ferritin）、肝功能指數及白血球數會增加。

◎腎臟病變

　　類風濕性關節炎患者的腎臟很少受侵犯，類風濕性腎絲球腎炎非常少見，即使併發，也多為腎臟間質細胞增生型腎絲球腎炎，更極少造成腎衰竭。若類風濕性關節炎患者有蛋白尿現象，則亦可能是因為泌尿道的感染或是藥物毒性反應（**尤其是使用金製劑及 D-penicillamine 的患者**）。治療類風濕性關節炎的同時，必須監測腎功能，因為長期服用抗發炎藥物較容易引起腎臟功能異常。

　　由於類風濕性關節炎是一種慢性發炎的疾病，慢性發炎會讓身體產生類澱粉。類澱粉沉積在身體裡就叫做類澱粉症，若沉積在腎臟裡，即會引起腎臟異常的合併症。此外，有瀰漫性血管炎問題的病人，也會引起腎臟的血管炎，可能發生局部壞死性腎絲球炎。

◎貧血

　　類風濕性關節炎病人常見貧血問題，大多數患者的程度都很輕微，一般無自覺、無不適，得經過檢查才能確定。嚴重貧血者很少見，因此若有貧血問題，必須應考慮是否有其他可能引起貧血的原因發生。

　　類風濕性關節炎病人的貧血，約 75％是慢性疾病的貧血，由於慢性發炎會抑制骨髓造血的緣故，類風濕性關節炎患者往往在類風濕狀況嚴重出現貧血問題，病情一旦緩解，貧血也會獲得

改善。

　　這種輕度的貧血並不需做特殊治療，鐵劑治療也無療效，僅需盡量控制發炎的狀況即可。另外，25%的患者是缺鐵性貧血，常見的原因有消化道出血或經血過多，則可用鐵劑改善。另外，這些病人也都可能有維生素 B_{12} 與葉酸缺乏的問題。

◎淋巴結腫大

　　大約 30%的類風濕性關節炎病人，會出現全身性表淺淋巴結腫大。淋巴結腫大與關節炎的嚴重程度及血清高濃度類風濕因子成正比。關節炎活躍期患者或幼年性類風濕性關節炎患者，較易發生淋巴結腫大。

◎其他病變

　　類風濕性關節炎的患者也可能有肝臟腫大的問題，唯獨這種狀況比較少見。而類固醇治療、長期因疼痛而減少活動量及嚴重發炎皆可能造成病人骨質疏鬆。此外，有極少數的病人會因持續發炎而引發大 B 細胞淋巴瘤。

類風濕性關節炎常見的併發症

類風濕性結節	直徑約 0.2 ～ 1.0 公分，常見於手指、手肘的伸面或其他受到壓迫的部位。	
血管炎	**遠端動脈炎**	1. 指尖、趾尖壞死。 2. 下肢或足踝出現潰瘍。 3. 皮膚出現潰瘍。 4. 手腳有發麻現象。
	內臟動脈炎	1. 心、肺、腸、腎、肝、胰、睪丸等器官出現腫痛或功能障礙。 2. 出現觸摸性紫斑。
乾燥症候群	淚腺和唾液腺等外分泌腺因自體免疫侵犯而發生病變，常見的臨床症狀有口乾舌燥與眼睛乾澀等。	
神經肌肉病變	關節炎病變部位會出現感覺麻木及知覺障礙，甚至有肌肉萎縮的狀況。	
肺部病變	**肋膜疾病**	有胸痛及氣喘的問題，有時合併肋膜積液，積液太多可能引起呼吸困難。
	間質性纖維化	病人最後可能因為肺部纖維化，導致呼吸衰竭而死亡。
	結節性肺病	肺部可能出現單一或多發，甚至結成團的類風濕性小結節。
	小支氣管炎	可能導致呼吸衰竭。
	動脈炎併肺高壓	可能引發具致命性的心肺衰竭。
	小氣道疾病	可能引起通換氣功能的障礙及慢性缺氧等。

續下頁 →

類風濕性關節炎常見的併發症

心臟病變	病變進行較緩慢，臨床表現較少，多數感覺無症狀，但做心臟超音波檢查可發現。
費爾替氏症侯群	患者會有貧血、血小板減少、反覆發熱、感染、出血等現象。
成年型 Still 氏病	患者有不明原因的間斷性發燒、關節炎、肌肉痛，偶爾並有鮭魚色紅皮疹、淋巴腺腫大、喉嚨痛、肝脾腫大等問題。
腎臟病變	較少侵犯腎臟，但長期服用抗癌藥物可能引起腎臟功能異常。
貧血	一般少見，即使有，程度通常很輕微，一般無自覺、無不適感，檢查才能確定。有貧血問題患者多伴也有維生素 B_{12} 及葉酸不足的問題。
淋巴結腫大	患者常出現全身性、表淺的淋巴結腫大問題，通常與關節炎的嚴重程度及血清高濃度類風濕因子成正比。
其他病變	1. 肝臟腫大。 2. 骨質疏鬆。 3. 大 B 細胞淋巴瘤。

第2篇 類風濕性關節炎
的診斷與治療

　　類風濕性關節炎是一種慢性發炎性的多發性關節炎，大多數的民眾會認為這種疾病本身並不會造成生命威脅，只要忍痛就可度過，且既然無法根治，又必須吃很多藥，還不如得過且過，因此有些人並不會積極尋找專業醫師診治。其實這是個非常嚴重的錯誤觀念，雖然類風濕性關節炎無法完全治癒，但是越能早期診斷，對於後續的病情控制與預後都有很大的幫助，而且隨著醫療技術的日新月異，以及特殊生物標記的加入，使類風濕性關節炎的診斷不但提早且越來越精確，更能因儘早啟動治療計畫，新一代藥物的開發與使用，而控制發炎，減輕症狀並延緩或避免關節變形、功能喪失的憾事發生。

第1章　早期診斷能有效控制病情

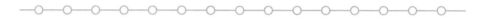

　　類風濕性關節炎早期症狀有倦怠、嗜睡、憂鬱、乏力、淋巴腺腫大及關節多處腫痛，導致日常生活品質出現問題，因此尋求醫治時，應針對疾病整體擬定治療方案，包含物理治療、衛教、藥物、手術、復健等各層面的療法。建議病患應接受專業醫師的診療，而不要盲目追求偏方，才是類風濕性關節炎患症者應有的心態。

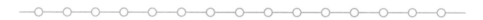

一、面對醫生時，應如何描述症狀？

　　類風濕關節炎的診斷除了關節疼痛數、關節疼痛部位、有無腫熱現象外，發作時間與發作前病史，如扭傷（**外傷性關節炎**）、飲酒（**痛風關節炎**）、針灸（**細菌性關節炎**）等皆有可能對診斷或鑑別診斷有幫助，例如：

1.

最近精神狀態、體力、身體活力的狀況？

4.

會腰痠背痛嗎？

2.

食慾有改變？

5.

關節會覺得卡卡、僵硬、疼痛嗎？

8.

喜歡運動嗎？是否曾經扭傷或經常扭傷？

3.

體重有變化嗎？

6.

關節及周遭肌肉有出現熱、痛、腫、脹的現象嗎？

9.

有無飲酒的習慣？

7.

是不是一邊的關節不適，另一邊同樣位置的關節也會不舒服？

10.

近期是否曾接受過侵入性治療，如針灸之類嗎？

二、類風濕性關節炎的病理變化與病程

　　類風濕性關節炎發展緩慢，主要的病理變化就是「滑膜發炎」，隨著患者不同，病程變化、時間長短而有不同。

類風濕性關節炎的病理變化

　　類風濕性關節炎的關節滑膜組織上最常見的病理變化就是滑膜組織增生、發炎及血管增生（Angiogenesis）與新血管生成（Vasculogenesis）等。

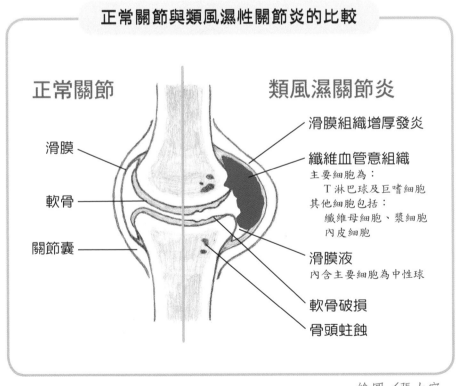

正常關節與類風濕性關節炎的比較

正常關節　　　　　類風濕關節炎

滑膜組織增厚發炎

纖維血管意組織
主要細胞為：
　T淋巴球及巨嗜細胞
其他細胞包括：
　纖維母細胞、漿細胞
　內皮細胞

滑膜

軟骨

關節囊

滑膜液
內含主要細胞為中性球

軟骨破損

骨頭蛀蝕

繪圖／張大容

◎滑膜發炎

滑膜是關節囊的內層，關節腔裡除了關節軟骨、半月軟骨板外的組織全部都被滑膜所包裹，滑膜呈現淡淡的粉紅色、光滑發亮、濕薄柔潤，有時還可見細絨毛，由疏鬆結締組織（**又稱蜂窩組織，特色是細胞種類較多、纖維較少，所以排列較稀疏**）所組成，會分泌潤滑液，對於關節的活動性、靈活性相當重要。

類風濕性關節炎的原發性免疫反應區即在於滑膜組織，換句

類風濕性關節炎的滑膜組織

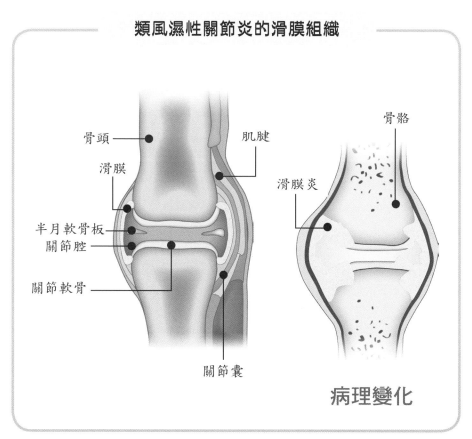

骨頭　　　肌腱

滑膜

半月軟骨板

關節腔

關節軟骨

關節囊

骨骼

滑膜炎

病理變化

滑膜組織是類風濕性關節炎的主戰場（硬骨與軟骨上皆無滑膜，右圖淺藍色為滑膜）

話講，滑膜組織就是類風濕性關節炎的主戰場，一旦發炎，滑膜即大量增生，分泌發炎介質，並侵襲軟骨與硬骨，久而久之，造成關節破壞，甚而扭曲變形。

類風濕性關節炎最重要的病理特徵就是滑膜組織被單核細胞（尤其是 T 細胞及巨噬細胞）所浸潤。滑膜表層組織主要由兩型細胞構成：類似巨噬細胞的 A 型滑膜細胞與類似纖維母細胞的 B 型滑膜細胞，前者帶有豐富的 HLA-DR 抗原，將可能的致病原呈現給免疫細胞，會引發發炎反應持續增強。滑膜正常時，兩型細胞的細胞量並無差異，但發炎後，會大量增生，會從正常的一～二層細胞增生至四～十層，甚至二十層之多，影響關節的正常活動，而纖維母細胞更佔較主要的地位。

一般認為，一些會導致發炎的細胞激素，如腫瘤壞死因子（TNF-α）、第一介白質（IL-1）、第 17 介白質（IL-17）皆對細胞增生有重大影響，會引發發炎，導致滑膜組織的細胞增生。

◎血管增生與新血管生成

類風濕性關節炎是一種與血管過度增生相關的疾病，關節炎發作時，關節囊會因為發炎而有局部缺氧的狀況，關節內的缺氧誘發因子（Hypoxia-inducible factor，HIF）便會刺激血管內皮細胞生長因子（VEGF）及血管生成素（Angiopoietin-1，Angpt-1）生成，幫助血管增生（Angiogenesis）。

類風濕性關節炎因內皮早期細胞（Endothelial precursor

cells，EPCs）減少及功能較差，連帶地，新血管生成
（Vasculogenesis）的能力也降低了，這點可能與血管硬化也有關。
類固醇治療可增加內皮早期細胞，進而改善血管硬化的狀況；除
了類固醇治療外，亦可使用血栓因子（Thrombospondin，TSP1）
來治療，也可以減少血管增生。

BOX　其他會影響血管增生的因子

1. 纖維母細胞生長因子（FGF-2）、轉形生長因子（TGF-β、
結締組織生長因子（CTGF）、血小板生長因子（PDGF）及
細胞激素（第八介白質，腫瘤壞死因子）等生長因子也會刺激
關節囊增生血管。

2. 血管內皮細胞生長因子（VEGF）：可引發蛋白酶分解血管
內皮細胞基底膜，使血管內皮細胞分裂並且向微血管外部遷
徙，使血管增生、擴大。

3. 血管生成素（Angiopoietin-1，Angpt-1）：是血管內皮細胞
生長因子之一，但沒有 VEGF 之可引發蛋白酶分解血管內皮
細胞基底膜的特性，所以會使內皮細胞在血管局部累積，降低
血管通透性並擴大微血管徑。

1. 骨骼免疫及再塑造

　　骨骼再塑造主要是破骨細胞與成骨細胞之間的平衡發展。類風濕性關節炎病人因慢性、持續性的發炎過程造成其破骨細胞的過度分化，骨骼生成的修補不足，而使骨骼受到侵蝕。T 細胞中，幫助型 T 細胞 -17（TH17）及滑膜纖維母細胞會表現 M-CSF（巨嗜細胞群落刺激因子）及 RANKL（細胞核因子 KB 受體活化因子配基），並與巨噬細胞的受體結合，促進其分化成破骨細胞。細胞激素中，腫瘤壞死因子（TNF）作用在破骨前細胞、第六介白質，加速漿細胞分化並產生 RANKL。

　　幫助型 T 細胞 -17 與腫瘤壞死因子（TNF）及第一介白質（IL-1）有加成作用，均會促進破骨細胞分化及作用。相對地，類風濕性關節炎的骨骼形成被抑制，類風濕性關節炎發炎組織因為細胞激素的刺激，滑膜纖維母細胞分泌 Dickkopf（DKK1），會抑制骨骼生成途徑中 Wingless（Wnt）蛋白與細胞膜受體（LRP 5/6）的結合。Noggin（蛋白）會抑制 BMP（骨頭型體基因蛋白質）/TGF 蛋白，促進成骨細胞分化過程。這說明了類風濕性關節炎對抗發炎反應造成骨骼修補不足。

2. 滑膜組織淋巴球浸潤

滑膜組織中，T 細胞較 B 細胞多，大約各佔 50% 及 5%，無疑的，在類風濕性關節炎的病理機轉中，T 細胞扮演了比較重要的角色，也因此成為我們治療與研究的目標。

3. T 細胞

目前的研究認為 CD4+（CD4 陽性）誘生性幫助型 T 細胞在類風濕性關節炎早期免疫反應中扮演著重要的發炎啓動者。近來的研究更顯示，調節性 T 細胞（Treg 細胞）及幫助型 T 細胞 -17（TH17）的重要性，使 T 細胞在類風濕性關節炎病理機轉中所扮演的角色更引人注目。

在動物模式中，如膠原誘生性關節炎，即清楚顯示為 T 細胞依賴性。類風濕性關節炎病人的滑膜組織病理切片中也可見大量 T 細胞浸潤。在一些實驗治療過程中，也可提供 T 細胞活化的證據，例如在 1970 年即知，若由胸管引流移除 T 淋巴球，即有益於類風濕性關節炎。

全淋巴結放射線照射也是抑制全身幫助型 T 細胞功能非常有效的方法，而用抗體如抗 CD4、抗 CD5 與抗 CD52 清除 T 細胞也常可獲得暫時的緩解。另一方面，使用環孢靈（新體睦，T 細胞抑制劑）也能使部分患者有明顯進步，這些現象皆證明了 T 細胞在類風濕性關節炎病理機轉中的角色。

4. T 細胞分化受細胞激素影響

類風濕性關節炎關節腔內主要的功能型 T 細胞為幫助型 T 細胞 -1（TH1），並可測得 γ 干擾素及第 12 介白質；相

對的，幫助型 T 細胞 -2（TH2）細胞激素，如第四介白質及第 13 介白質產生量極低。

幫助型 T 細胞 -17（TH17）在第六介白質，轉型生長因子（TGF β）及第 23 介白質刺激下分化出來，可分泌第 17 介白質，在與第一介白質、腫瘤壞死因子 α 共同作用下，可活化關節腔細胞，產生基質金屬蛋白酵素（Matrix metalloproteinases，MMPs）及發炎性細胞激素，造成軟骨破壞及發炎反應。

因細胞激素不平衡的影響，調節性 T 細胞在類風濕性關節炎的調節功能相對較差，例如腫瘤壞死因子 α 在關節腔內過量產生，即會經由腫瘤壞死因子 α 接受體 II，阻礙調節性 T 細胞的抑制功能，從而加重風濕性關節炎的病程進展。

第二介白質與白喉桿菌毒素連結蛋白質雖曾被設計毒殺帶有第二介白質的 T 細胞，卻在臨床試驗中功效表現不彰；另外，若同時罹患後天性免疫不全症候群的類風濕性關節炎患者，其關節破壞仍持續進行。以上兩例皆顯示 T 細胞以外的細胞，在類風濕性關節炎的致病機轉中仍具相當重要性。

5. B 細胞

B 細胞在類風濕性關節炎中至少扮演三個重要角色：(1) 接受抗原，將抗原呈現給 T 細胞，並活化 T 細胞；(2) 製造自體抗體，包括類風濕因子（RF）、其免疫複合體及抗 - 環瓜氨酸（CCP）抗體；(3) 製造細胞激素，包括 γ 干擾素、

第 6 介白質及腫瘤壞死因子 α 等。

　　我們已知在類風濕性關節炎滑膜上有可分泌抗體的記憶型 B 細胞和漿細胞，且三分之一帶有 CD20，此即為何會以抗 CD20 抗體（莫須瘤）來治療類風濕性關節炎的原因。

6. 其他細胞

　　雖然滑膜液中有許多多型核中性球，但滑膜組織中卻甚少。其他還包括自然殺手細胞，其可刺激 B 細胞，產生類風濕因子，及常位於侵蝕軟骨部位的肥胖細胞。

　　即使在類風濕性關節炎症狀發生的最初數週，滑膜組織上皆可見淋巴細胞浸潤，血管內皮細胞受傷、組織水腫、中性球聚集、細胞激素的分泌與腫瘤抑制基因 P53 的表現。

　　滑膜纖維母細胞在正常狀況下，可分泌細胞外基質潤滑關節；滑膜纖維母細胞在病人罹患類風濕性關節炎時會大量增加，進而分泌多種發炎介質及各種免疫細胞作用，造成骨骼關節破壞。

　　類風濕性關節發炎分泌腫瘤壞死因子 - α，會刺激細胞黏附分子 Cadherin 11 表現，Cadherin（Calcium-dependent）adhesion 為依賴鈣離子的粘連分子，在細胞粘連上扮演重要角色，可促進滑膜纖維母細胞間粘連與關節炎塊組織形成。滑膜纖維母細胞大量增生代表著細胞自然凋亡減少，主要是因為參與細胞計劃性死亡（Apoptosis）的基因—— Fas 所促進自然凋亡路徑，被 Decoy 接受體 3 增加，Poly（ADP-ribose）

聚合酶（Polymerase）減少與 akt（蛋白質激化酶 Protein Kinase B）磷酸化對抗。

其他細胞自然凋亡的路徑，如 P53 是功能喪失或是體基因突變，Sentrin 1 基因表達增加，PUMA（P53 up regulated modulators of apoptosis）以及 PTEN（Phosphatase and tensine homolog on chromosome Ten）基因表達減少皆會促進滑膜纖維母細胞增生。另外，滑膜纖維母細胞也會分泌多種蛋白酶（Proteases），並附著於軟骨，進而破壞其構造，想像滑膜纖維母細胞就如同腫瘤細胞一樣的活躍、難纏及富侵略性。

7. 滑膜組織侵蝕

類風濕性關節炎由於關節慢性、長期發炎，造成肥厚的纖維血管翳組織（Pannus）。此組織為包括源自間質與骨髓細胞的新生粒狀組織（Granulation），能刺激巨噬細胞分泌第 1 介白質、血小板生長因子、前列腺素等物質，造成軟骨破壞及骨頭侵蝕。

8. 信號傳遞

（1）細胞核轉錄因子（Nuclear factor kappa B，簡稱為 NF-κB）為一細胞核內重要的基因轉錄（Transcription）因子，在許多與類風濕性關節炎相關的基因中，如滑膜細胞中第 1 介白質、腫瘤壞死因子及第 6 介白質中，扮演著關鍵性的信號傳遞角色。

（2）激活物抑制因子 1（Activator protein-1，AP-1）可調節如腫瘤壞死因子 -α 與基質金屬蛋白酶（Metalloproteinases）等與類風濕性關節炎有關的基因。這些重要的基因轉錄因子在受到外界，如細胞激素或生長因子的刺激後，會活化並啓動基因轉錄。

（3）信號傳遞者及基因轉錄激活物（Signal Transducer and Activator of Transcription，STAT）與兩面神激活酶（Janus kinase，Jak）是許多細胞激素（包括干擾素、第 2 介白質、第 4 介白質、第 6 介白質、第 7 介白質、第 10 介白質、第 12 介白質、第 15 介白質）的信號傳遞分子。類風濕性關節炎的關節囊組織免疫染色可見 STAT 1、STAT 4、STAT 6 及 Jak3 表現增加，STAT 1 主要在滑膜纖維母細胞表現增加，STAT 4、STAT 6、Jak 會共同表現在 CD1a 陽性之樹突狀細胞（Dendritc cell）。

臨床上，STAT、Jak 信號傳遞途徑是類風濕性關節炎發炎調節及治療的重要標的。細胞激素信號抑制 SOCS（Suppressors of cytokine signaling）分子在類風濕性關節炎基因表現會改變，SOCS 1 及 SOCS 3 在周邊白血球（T 細胞及單核淋巴細胞）與關節囊單核淋巴細胞的基因表現增加，如此一來，相對會造成抗發炎細胞激素的調節保護作用降低。臨床上，SOCS 可部份抑制 STAT 3 對滑膜纖維母細胞增生的信號傳遞。

細胞激素包括介白質、干擾素、生長因子、細胞株刺激因子等，是小分子量（<30KD）的多肽（Polypeptides）或醣蛋白，主要功用是細胞間的調節連繫。細胞激素的原生性產量通常極低或根本沒有，要經刺激後才會分泌，且其製造、半衰期皆短暫、作用範圍亦短，常常只能自體調節或調節附近細胞。

細胞激素在欲作用的目標細胞上皆有特別的接受體（即Target cell），在細胞激素與接受體結合後，能刺激細胞內信號傳遞，透過這個過程，細胞激素可以影響目標細胞的增殖速率、分化及功能。

受到類風濕性關節炎侵犯的關節腔中，滑膜組織是被侵略的主要病灶。鋪陳於關節內的滑膜組織被發炎細胞浸潤，可侵犯軟骨與骨骼，導致組織受損，雖然侵犯的過程會受到許多不同的因素影響，但細胞激素在其間扮演了相當重要的穿針引線作用，可說是幕後運作的重要黑手。

細胞激素可由許多不同細胞釋出，進而作用於刺激自我分泌（Autocrine）、周邊分泌（Paracrine），甚至是內分泌（Endocrine），而滑膜組織中，巨噬細胞、纖維母細胞與內皮細胞皆為各型細胞激素分泌的主要來源。

本單元主要目的在於探究類風濕性關節炎關節內的細胞激素，並討論其致炎或破壞的潛在角色。全文依細胞激素，

如第 1 介白質、腫瘤壞死因子、第 6 介白質、白血病抑制因子、顆粒球巨噬細胞株刺激因子等；生長因子，如源自血小板生長因子、內皮細胞刺激素、血管內皮生長因子、移形生長因子等；趨化激素，如第 8 介白質等；以及細胞激素抑制劑等四個部分，分別討論其在類風濕性關節炎中所扮演的角色，期能進一步瞭解類風濕性關節炎的致病機轉，以尋求新的免疫調節療法。

細胞激素

細胞激素包含腫瘤壞死因子甲、第 1、第 6、第 12、第 15、第 17、第 18、第 23、第 27、第 32 等介白質，以及白血病抑制因子、顆粒球巨噬細胞株刺激因子等，目前研究最透徹的當屬第 1 介白質。

這些細胞激素均可能引發關節的發炎反應，追蹤其在人體中的濃度表現，可以有效監測類風濕性關節炎的病況；而對於細胞激素抗體的研究，則可用來治療類風濕性關節炎。

第 1 介白質

就類風濕性關節炎而言，第 1 介白質（Interleukin-1，IL-1）可謂是研究較徹底的細胞激素。此一 17kd（KiloDalton 在生物學中，一般用來表示 Protein 的分子量）的激素主要由單核球與巨噬細胞分泌，但亦可由包括單核球、內皮細胞、B 淋巴球與活化 T 淋巴球等細胞分泌。類風濕滑膜組織可合成大量第 1 介白質，主要源於巨噬細胞與纖維母細胞，在滑膜液中也可測得此一激素，早期活躍的類風濕關節炎患

者之周邊血液單核球亦可分泌第 1 介白質，顯見其在疾病過程中的重要性。

第 1 介白質會引發全身效應，包括引起發燒、降低食慾及合成急性反應蛋白等，也可誘發局部關節效應，如調節纖維黏蛋白（Fibronectin）、第一型膠原與蛋白多醣（Proteoglycans）、組織膠原、多醣氨基酸複合體（Glycosaminoglycans）、前列腺素 E2，以及血漿纖維蛋白分解活化酵素（Plasminogen activator）等產生。此外，第 1 介白質也會刺激纖維母細胞分泌其他包括第 1 介白質本身、第 6、第 8 介白質與單核球趨化蛋白（MCP-1）等，進而破壞關節。

第 1 介白質對血管的影響主要是刺激內皮細胞上的附著分子並增強血管的穿透性，使發炎細胞湧入關節內；此外，第 1 介白質也會減少軟骨細胞產生第二型膠原蛋白（人類軟骨中，70～80% 是水分、10～15% 膠原蛋白、10～15% 是醣蛋白，膠原蛋白可謂是軟骨的重要成分）。本人研究證明有些疾病修飾抗風濕藥物（DMARDs），如胺基甲基葉酸（Methotrexate）可減少患者滑膜液中第 1 介白質濃度及其活性。

腫瘤壞死因子甲

另一重要細胞激素即腫瘤壞死因子甲（Tumor Necrosis Factor α, TNF-α），亦為由單核球／巨噬細胞產生的 17kd 細胞激素，與第 1 介白質在生物效應間，有許多相似之處。

腫瘤壞死因子甲可活化破壞軟骨細胞的膠原酵素、刺激纖維母細胞產生前列腺素 E2、活化中性球附著於內皮細胞，也可刺激關節滑膜纖維母細胞產生第 6、第 8 介白質、單核球趨化蛋白（MCP-1）、巨噬細胞發炎蛋白質甲（MP-1 α）與表皮細胞中性球活化蛋白 78（ENA78）等下游細胞激素，表現滑膜發炎、軟骨破壞及毀骨作用。

在動物實驗中，注射腫瘤壞死因子甲可加重膠原誘發的關節炎，反之，若加入抗腫瘤壞死因子甲抗體則可明顯減輕這類關節炎。腫瘤壞死因子甲在類風濕性關節炎患者血清與滑膜液中皆有顯著上升，且無論在滑膜組織或軟骨血管醫表面皆可偵測出，更顯示其在致病機轉上的重要性。

第 6 介白質

第 6 介白質（Interleukin-6，IL-6）主要由單核球、T 細胞與纖維母細胞所分泌 26kd 的細胞激素，其作用包括誘導 B 細胞分化、活化 T 細胞與誘導骨髓單核細胞分化；在發炎作用上，其主要功能是刺激肝細胞製造急性反應蛋白。其生物效應與第 1 介白質間亦多有重複之處，但與第 1 介白質及腫瘤壞死因子不同之處在於其並不會刺激滑膜纖維母細胞產生基質金屬蛋白酵素（MMP-1）與前列腺素 E2。

類風濕性關節炎患者滑膜液中，第 6 介白質量遠較退化性關節炎高，且其數值也與免疫球蛋白（IgM）類風濕因子及急性反應蛋白（CRP）間有極佳的正相關性，而血清中第 6 介白質濃度也與紅血球沉降速率及急性反應蛋白間有很好

的相關性，因此有報告指出可以血液中第 6 介白質濃度監測類風濕性關節炎病情活躍性。

簡而言之，這類細胞激素包括第 1 介白質、腫瘤壞死因子甲與第 6 介白質功能上有很多重疊之處，且都與類風濕性關節炎病人臨床表現出的發炎症狀、倦怠、貧血、關節破壞、骨質疏鬆等關係密切。

第 12 介白質及第 23 介白質

B 細胞及單核球／巨噬細胞是第 12 介白質（Interleukin-12）的主要來源，其最重要的作用就是促使幫助型 T 細胞-1（Th1）的成熟與活化，以及刺激干擾素 γ 分泌。

第 12 介白質與另一重要細胞激素第 23 介白質（Interleukin-23）共有 p40，唯前者是與 p35 組合，後者則與 p19 組合。第 12 介白質能調控幫助型 T 細胞 -1，與發炎關係密切；第 23 介白質則可調控幫助型 T 細胞-17（Th17），在類風濕性關節炎病理機轉中地位重要。個人研究也顯示類風濕性關節炎患者滑膜上有大量的第 23 介白質 p19，且受第 1 介白質調控。臨床上已有研發對抗第 12 介白質與第 23 介白質的單株抗體，可用來治療類風濕性關節炎，且已用於臨床試驗。

第 15 介白質

由滑膜細胞分泌。類風濕性關節炎患者滑膜液中亦可測出有第 15 介白質。可刺激腫瘤壞死因子甲及第 17 介白質的分泌，造成發炎。

第 17 介白質

幫助型 T 細胞 -17（Th17）分泌，約只佔所有 T 細胞的 1％。類風濕性關節炎患者滑膜液及組織中亦可測出有第 17 介白質，第 17 介白質可刺激細胞激素，包括第 1 介白質、第 6 介白質及腫瘤壞死因子甲的分泌，造成發炎，也能造成軟骨破壞與硬骨破損。

第 18 介白質

巨噬細胞是第 18 介白質的主要來源，其可促使腫瘤壞死因子甲的分泌，造成發炎，也能與第 12 介白質及第 15 介白質一同刺激干擾素產生。

第 27 介白質

第 27 介白質亦屬於第 12 介白質家族，主要由抗原呈現細胞（單核球／巨噬細胞）分泌。最重要的角色是調節 T 細胞的功能與分化。

在類風濕性關節炎病人關節液中，第 27 介白質會上升，唯其究竟是發炎性或抗發炎性尚未明朗，也有認為在類風濕性關節炎不同時期會有不同作用。

第 32 介白質

第 32 介白質可刺激單核球／巨噬細胞分泌腫瘤壞死因子及趨化激素，如第 8 介白質等。第 32 介白質也能刺激破骨細胞分化，影響類風濕性關節炎。

白血病抑制因子

白血病抑制因子（Leukemia inhibitory factor，LIF）初期可抑制老鼠白血病細胞生長，但也會產生許多與第1與第6介白質類似的生物效應，目前已知其可造成骨骼吸收與肝細胞合成急性反應蛋白。同樣地，白血病抑制因子在類風濕性關節炎滑膜液中的濃度遠比退化性關節炎為高，其可在第1介白質和腫瘤壞死因子刺激下由滑膜纖維母細胞產生，亦可刺激纖維母細胞產生第1、第6與第8介白質，甚至在調節骨生成及吸收上扮演著重要的角色。

顆粒球巨噬細胞株刺激因子

類風濕滑膜纖維母細胞可在第1介白質與腫瘤壞死因子刺激下釋出顆粒球巨噬細胞株刺激因子（Granulocyte macrophage colony stimulating factor，GM-CSF）。其在關節內的主要功能是誘生單核球／巨噬細胞上的人類淋巴球表面抗原第二型的表現，導致細胞活化。

生長因子

在生長因子中，血小板生長因子（PGF）、纖維母細胞生長因子（FGF）與內皮素（Endothelins）等之主要作用在刺激滑膜纖維母細胞增生，後者更可以刺激血管平滑肌細胞。而血管內皮生長因子（VEGF）與轉型生長因子（TGF-β）則主要刺激血管內皮細胞增生，轉型生長因子並能刺激滑膜細胞增生，且可經由抑制 Fas 抗原，調節細胞的凋亡（Apoptosis）作用。

源自血小板生長因子

此激素初由人類血小板分離而出，但已知亦可由巨噬及內皮細胞製造。源自血小板生長因子（Platelet-derivedgrowth factor，PDGF）為一強細胞分裂素，可趨化纖維母細胞和平滑肌細胞，並刺激骨質蛋白產生，其在類風濕滑膜組織的含量較退化性關節或正常關節為多。在關節中，源自血小板生長因子的主要角色是刺激滑膜組織纖維母細胞的分裂。

纖維母細胞生長因子

滑膜組織血管翳即類風濕性關節炎發病關節中異常的組織，包括肉芽組織及纖維血管組織。纖維母細胞生長因子（Fibroblast growth factors，FGFS）不但可刺激纖維母細胞分裂，且可促進血管新生作用，因此是關節內病理變化的重要刺激因子。但不同於第 1 介白質的，纖維母細胞生長因子並不會刺激滑膜組織纖維母細胞產生前列腺 E2、胞漿素原活化因子（Plasminogen activator）或玻尿酸（Hyaluronic acid）。

內皮細胞刺激素

內皮細胞刺激素（Endothelins）可引起血管收縮並刺激纖維母細胞與血管平滑肌細胞增生。在類風濕關節炎滑膜液中確實有其存在。

血管內皮細胞生長因子

此細胞激素也被視為血管通透因子（Vascular permeability factor），與源自血小板生長因子具有廣泛分裂效應不同，血管內皮細胞生長因子（Vascular endothelial growth factor，VEGF）是專屬內皮細胞的分裂素，主要由滑膜組織上的巨噬細胞分泌，在類風濕性關節炎患者的滑膜液中的含量明顯較退化性關節炎為高。

就內皮細胞而言，血管內皮細胞生長因子不但有趨化作用，也有刺激增生作用，可引發蛋白腘，以分解血管內皮細胞基底膜，能使血管內皮細胞分裂而向微血管外遷徙，使血管增生。

變形生長因子乙

就發炎而言，變形生長因子乙（Transforming growth factor-β，TGF-β）同時具有正負調節作用，例如在實驗室內，變形生長因子可單獨抑制內皮細胞增生，但在活體內，卻是血管新生的強力刺激物，究其原因，可能與後者乃源於與其它細胞激素共同作用的間接效應有關。

此外，變形生長因子既可刺激纖維母細胞的趨化作用，也可抑制纖維母細胞的生長。在關節內，變形生長因子對 CD4 陽性 T 細胞的增生具有抑制效應，同時也可部分抑制滑膜液中第 1 介白質的生物活性。此生長因子可抑制破壞母質的蛋白酵素（Matrix-degrading proteinases）產生，也可刺激蛋白酵素抑制劑（Proteinase inhibitors）的產生，因此，它應

該可以因作用於刺激母質（Matrix）合成與抑制母質分解而保護軟骨。

在細胞激素中的另一類是為趨化激素（Chemokines），是一群可被誘發、可被分泌，且結構類似的小分子（8-14kd）；其主要作用是吸引免疫細胞到發炎部位。

趨化激素可分為 CXC、CC、CX3C 及 C 四亞群。細胞表面的受體能探測趨化激素的濃度差，並引導中性球的遷徙，中性球會離開血管而趨向炎症或損傷部位遷徙，吞噬細菌或異物，這個過程就是「趨化作用」（Chemotaxis）。第 8 介白質即是這類激素的代表，且在類風濕性關節炎滑膜液中的濃度與非發炎性的退化性關節炎相比，有明顯升高。ENA78、CTAP-II、Cro-α 蛋白質、MCP-l、MIO-1 α、RANTES 皆為近來發現可由類風濕性關節炎滑膜纖維母細胞產生的趨化激素。

第 8 介白質

第 8 介白質（IL-8）為 8kd 蛋白質，主要作用為活化中性球（白血球是抵抗微生物侵入的第二道防線，具有吞噬能力，在抵抗感染及外來物入侵方面非常重要）。第 8 介白質在類風濕關節炎滑膜液中的含量明顯較退化性關節炎者為高。

此激素由滑膜組織巨噬細胞、纖維母細胞以及軟骨細胞分泌，受第 1 介白質或腫瘤壞死因子刺激後產生。以兔子實

驗時，將第 8 介白質做關節內注射即可產生發炎現象。

就內皮細胞而言，第 8 介白質有趨化及刺激細胞分裂的作用，在活體中則有血管新生作用，可見趨化激素不但參與類風濕性關節炎的發炎反應，且與其後的血管增生有關。

表皮細胞中性球活化蛋白 78

類風濕關節炎滑膜液單核細胞可產生表皮細胞中性球活化蛋白 78（Epithelial Neutrophil-Activating Peptide，ENA-78），受到腫瘤壞死因子刺激後，產量也會增加。其於類風濕關節炎滑膜液中含量約為第 8 介白質的十五倍，主要作用是吸收中性球進入關節腔。

單核球趨化蛋白

類風濕性關節炎滑膜纖維母細胞和軟骨細胞可在第 1 介白質、腫瘤壞死因子或干擾素刺激下產生單核球趨化蛋白（MCP-1），而巨噬細胞則是分泌此激素的原始細胞。

單核球趨化蛋白的主要功能是吸引巨噬細胞進入關節腔，在動物實驗中，以兔子模式，關節內注射單核球趨化蛋白，則滑膜組織內的巨噬細胞浸潤會明顯增加；個人實驗也顯示在類風濕性關節炎小鼠模式中，單核球趨化蛋白在引流出的滑膜液中有明顯上升。

巨噬細胞發炎蛋白質甲

巨噬細胞發炎蛋白質甲（MIP-1 α）是單核球與 T 淋巴球的趨化激素。老鼠的噬細胞發炎蛋白質甲可活化其巨噬細

胞分泌第 1 介白質、腫瘤壞死因子或第 6 介白質，主要來源是滑膜上的巨噬細胞與纖維母細胞。

RANTES

顧名思義，RANTES（Regulated on Activation，Normal T Cell Expressed and Secreted）是影響正常 T 細胞表現與分泌的調節因子，是 CC 家族中最早被發現的趨化因子，對淋巴細胞、單核／巨噬及 NK 細胞等具有明顯的趨化活性；在第 1 介白質與腫瘤壞死因子刺激下，類風濕關節炎滑膜纖維母細胞亦可產生 RANTES。

第一型幫助型 T 細胞分泌的干擾素可增強，而第二型幫助型 T 細胞分泌的第 4 介白質則可抑制上述效應。

細胞激素抑制劑

前文已討論與類風濕性關節炎相關的各型細胞激素及生長因子，這些蛋白質多可於患者血清、關節液或滑膜組織中測出，甚至還可以作為病情是否活躍的指標。雖然各種細胞激素間關係錯綜複雜、不易釐清，但由發炎激素光譜中，去除單一重要細胞激素，如腫瘤壞死因子、第 1 介白質或第 6 介白質，仍具有正面意義。

細胞激素的生物淨效應需視是否有專一或非專一的抑制分子存在。未來對風濕病的治療戰略可能走向如何抑制致炎激素與刺激抗炎激素，以尋求平衡。

第 1 介白質抑制劑

　　1984 年，Jean-MichelDayerr 醫師首先在小便中發現第 1 介白質抑制劑；1985 年，William Arend 醫師在單核球培養液中也發現該第 1 介白質抑制劑；1987 年，JM. Dayer 醫師更指出第 1 介白質抑制劑可阻擋第 1 介白質與其接受體的結合，並認為此抑制劑就是第 1 介白質接受體拮抗劑；1990 年，W. Arend 醫師完成了第 1 介白質抑制劑的基因定序及複製。1988 ～ 1990 年，本人適巧在哈佛醫學院 Peter H. Schur 實驗室，以第 1 介白質抑制劑為研究主題，探討其功能、作用機轉、產出來源、純化，並於國際重要期刊雜誌發表多篇論文。2004 年，本人在三軍總醫院檢視類風濕性關節炎病人經注射第 1 介白質抑制劑後的藥物動力試驗，結果亦發表於國際期刊《Pharmacological Research》。

　　研究指出，第 1 介白質接受體抑制蛋白對第 1 介白質接受體有著與第 1 介白質相似的親和力，但卻僅止於競爭接受體（即第 1 介白質接受體抑制蛋白的作用僅止於「搶佔位子」）而已，也就是說，事實上並沒有後續的訊號傳遞或作用。第 1 介白質接受體抑制蛋白由滑膜組織巨噬細胞與滑膜液中單核球分泌，並可於類風濕關節炎病人滑膜液中測出。

　　在類風濕滑膜組織中，第 1 介白質接受體抑制蛋白含量約為第 1 介白質的三倍，但卻明顯低於所需抑制第 1 介白質生物活性所需的十至一百倍，因此若能增加第 1 介白質接受體抑制蛋白含量，也就可以有效抑制發炎。目前，第 1 介白質接受體抑制蛋白已實際用於治療類風濕性關節炎病人，可

惜的是，台灣目前尚未進口。

可溶性的腫瘤壞死因子受體蛋白

可溶性的腫瘤壞死因子受體蛋白也是重要的內生性細胞激素抑制劑，可有效的中和腫瘤壞死因子的活性。

其細胞激素抑制劑

其他有抑制作用的細胞激素，包括：第 4 介白質，主要由活化的第二型幫助型 T 細胞產生，第 4 介白質可抑制由第一型幫助型 T 細胞產生的致炎性細胞激素；第 11 介白質與第 13 介白質則有類似效能。移形生長因子 (TGF-β) 由 T 及滑膜細胞產生，可抑制 T 細胞與 B 細胞活化，並可抑制致炎性細胞激素，包括第 1 介白質、第 6 介白質、第 12 介白質、腫瘤壞死因子及干擾素等。第 10 介白質主要由巨噬細胞產生，但活化的 T 及 B 細胞亦可分泌；第 10 介白質有強力抗炎作用，可抑制第一型幫助型 T 細胞所分泌的細胞激素，可抑制 T 細胞增生，及巨噬細胞的抗原呈現功能，也可抑制第 1 介白質及腫瘤壞死因子。

細胞激素毫無疑問在類風濕性關節炎的病理機轉中扮演重要角色，深入瞭解細胞激素與類風濕性關節炎間的產生、作用、相互影響，必能引導出新的免疫調節療法，進而嘉惠患者。

未來的細胞激素研究方向可能包括激素調控和基因治療。這方面的研究方興未艾，也是未來治療類風濕性關節炎患者深受期盼，且極可能有重大突破的領域。

三、如何診斷類風濕性關節炎

大部分的疾病都有準確的診斷工具，例如心導管與冠狀動脈疾病、胃鏡與胃潰瘍、血糖值與糖尿病、血壓數據與高血壓、胸部 X 光片與肺炎等，但類風濕性關節炎如同眾多其他自體免疫疾病一樣，缺少一針見血的直接診斷證據，只能透過不斷發展的診斷標準來進行診斷。

為何要需要診斷標準？

就醫學來說，有一致的診斷標準，才能進一步了解疾病、做流行病學調查、逐漸浮現出病症的整體樣貌、幫助患者對疾病有更清楚的認知；對醫療人員而言，有一致的診斷標準，才能正確用藥，一方面有根據的行使醫療行為，一方面基於證據面對病患及其家屬的諮詢或質疑；而新藥的研發，更有賴於診斷正確之病例的累積，診斷標準一致才有助於判斷新藥是否對症、是否具有開發潛力。因此，如類風濕性關節炎之類的自體免疫疾病，必須不斷的開發高度專一性及敏感度的診斷標準，務求對頑強的疾病勿枉勿縱。

要診斷典型的類風濕性關節炎並不困難，依據美國風濕病醫學會在 1987 年修訂的類風濕性關節炎診斷標準即大致可以確診——是否有晨間僵硬、小關節對稱性、多發性發炎、類風濕因子是否呈陽性反應、X 光片表現是否異常等即可研判。

關節炎的表現其實很多病症都可能發生，譬如僵直性脊椎炎也會有下肢周邊關節炎；退化性關節炎（**骨關節炎**）一般很容易與類風濕性關節炎區分，但蝕骨性骨關節炎則容易與類風濕性關節炎混淆，所以對於無法透過這些基本診斷標準來確診的患者則應追蹤其病程，了解關節炎進展的情況再做確定，像是反應性關節炎、乾癬性關節炎、結晶性關節炎、細菌性關節炎、全身性紅斑狼瘡等，都要列入鑑別診斷的考量。

類風濕性關節炎的診斷標準

對於某些未知的關節炎或早期的關節炎，若沒有完整、準確的實驗室檢查，則很難區分類風濕性關節炎與其他風濕疾病。類風濕性關節炎在剛開始發病時，與許多疾病的臨床症狀是很類似的，而且其血液或 X 光的檢查結果都可能是正常的，因此要正確診斷類風濕性關節炎需要有豐富的臨床經驗。

◎透過患者的臨床表現來診斷

診斷錯誤會影響病人的治療與預後，因此診斷標準的設定必須兼顧敏感度與專一性。許多疾病在開始時並不見得會出現典型的症狀，因此若拘泥典型症狀必然會錯失早期診斷與早期治療的契機，等到所有典型的症狀都出現時，往往為時已晚。

目前類風濕性關節炎的診斷是以臨床表現為主，診斷的標準可溯自 1958 年，舊標準撐了三十年，直到 1987 年才獲得美國風

濕病學院修正如下表（Arnett FC，Arthritis Rheum 1988），也可見標準設定的慎重。經過二十餘年的使用，無論是醫生或病人都希望能夠早期診斷、早期治療，且醫療技術日新月異，特殊生物標記的加入使類風濕性關節炎的診斷不但提早且越來越精確，因此新的診斷或分類標準便應運而生。

　　美國風濕病學院於 1987 年訂定「類風濕性關節炎的診斷標準」，凡出現以下任何情況達四種以上，即可以判定是罹患了類風濕性關節炎。

類風濕性關節炎的診斷標準

標準	定義
1. 晨間僵硬	早晨起床後，在關節或關節周圍有僵硬現象，且持續至少一小時。
2. 三個或三個以上的關節區發炎	體檢時在可能發生關節炎的十四個部位「即右或左側之指間、掌指、腕、肘、膝、踝和蹠趾關節」，至少有三個關節區同時有軟組織腫脹或積液。
3. 手關節的關節炎	腕部、掌指或指間關節至少有一個關節部位發生如上所述之腫脹。
4. 對稱性關節炎	同時引起身體兩側同樣的關節部位發炎。
5. 類風濕結節	體檢時，可發現在骨骼突出部分，或伸側表面，或近關節的區域可見皮下結節。
6. 血清中類風濕因子	血清中，類風濕因子呈現陽性反應（正常人的陽性反應率 < 5%）。
7. 典型放射線改變	X 光檢查可見在手部和腕部後前位出現典型的類風濕性關節炎改變，包括骨質侵蝕或脫鈣現象，這種變化會發生於受累關節或鄰近的關節。

註：如患者符合上述七項標準中之四項，即可診斷為類風濕性關節炎。若是有第一項至第四項的狀況，則應出現至少六週的時間。以上不排除患者可能出現兩種臨床診斷。

※ 如果符合上述《類風濕性關節炎的診斷標準》的四項或四項以上，即可診斷為類風濕性關節炎，但要注意的是，如果符合的是以上第一項～第四項，則必須存在六個星期以上才可以確診。

※ 以上《類風濕性關節炎的診斷標準》七項標準並不一定會同時出現，可能在病程中陸續出現，有些病人剛開始的表現是比較不典型的，經過一段時間，才會呈現出典型的類風濕性關節炎症狀。

類風濕性關節炎診斷分類標準（2010 年）

侵犯關節 如右圖，藍點表示大關節，灰點表示小關節	分數
1 個大關節（肩、肘、髖、膝、踝）	0
2 ～ 10 個大關節	1
1 ～ 3 個小關節（掌指間、近指間、姆指間、足蔗趾間、手腕），不論是否有侵犯大關節	2
4 ～ 10 個小關節，不論是否有侵犯大關節	3
> 10 個關節（至少要有 1 個小關節）	5

血液檢查	分數
類風濕因子（RF）與抗 - 環瓜氨酸化蛋白（ACPA）抗體皆為陰性	0
低陽性：RF 或 ACPA 兩項中，有至少一項高於正常值，但數值＜正常值上限三倍	2
高陽性：RF 或 ACPA 兩項中，有至少一項高於正常值，但數值 > 正常值上限三倍	3

急性反應蛋白	分數
C- 反應蛋白（CRP）與紅血球沉降速率（ESR）都正常	0
CPR 或 ESR 中有一項不正常	1

症狀發生時間	分數
＜ 6 週	0
> 6 週	1

註：此標準表設計由 0 ～ 10 分，若 6 分（含）以上即可診斷為類風濕性關節炎診斷。檢查時，有腫或壓痛的關節，若在單項中符合兩點以上者，以高者計分。

類風濕性關節炎在診斷上宜盡量避免誤差，若過於浮濫會造成病患有不必要的負面情緒與擔心，若過於嚴苛更可能影響病患的治療時機與預後，因此診斷標準的設定必須兼顧敏感度與專一性。

　　許多疾病的開始並不一定以標準的面貌呈現，也因此常使拘泥於疾病標準面貌的醫師錯失早期診斷與治療的契機。待因緣俱足，疾病標準面貌完全展現，卻常時不我予，為時晚矣！

　　譬如，依照舊診斷標準，需三個以上關節區被侵犯才記一分，即使臨床上已有三個近指間小關節被侵犯，仍無法計分，即可能錯失早期診斷的時效；而依新診斷標準，雖僅一～三小關節（**掌指間、近指間、拇指間、足蹠趾間、手腕**）受侵犯仍有二分，即可見舊與新之間的差異，新診斷標準顯然更見彈性，也更能發揮設立診斷標準的目的，但也有因過渡工作造成破壞性的骨退化性關節炎，卻被診斷為類風濕性關節炎，而接受不必要的過度治療。

◎經由實驗室檢查確診

　　對於類風濕性關節炎的診斷，以往的實驗室檢查能提供的協助只有檢驗類風濕因子（Rheumatoid factor，RF）是否呈現陽性反應，然而，並不是每個患者的血清都帶有類風濕因子，只有70～80%的類風濕性關節炎病患有，所以專一性並不高。

　　但隨著醫療進步，檢查血清中的抗－環瓜氨酸抗體也可

以幫助類風濕性關節炎的診斷。抗 - 環瓜氨酸抗體的敏感度
（Sensitivity）與類風濕因子相當，但專一性（Specificity）高達
90％以上。近年來，許多研究都已證明抗 - 環瓜氨酸抗體在類風
濕性關節炎臨床應用上的價值，並且已竟被涵括入新的診斷分類
標準內。更有報告指出，類風濕因子與抗 - 環瓜氨酸抗體兩項檢
驗都為陽性，確診為類風濕性關節炎的正確率更是高達 99.5％。

第2章 類風濕性關節炎的檢查

在診斷類風濕性關節炎時，醫生可以根據病人的實驗室檢查與影像學檢查，做初步的診斷，後續還可以透過 ACR 20、50、70 及 DAS 28 來判斷疾病的活動性，充分掌握病程。

一、類風濕性關節炎的實驗室檢查

類風濕性關節炎的實驗室檢查可分為「診斷」與「追蹤」兩部分，前者包含類風濕因子與抗 - 環瓜氨酸抗體檢查，後者則有 C- 反應蛋白、紅血球沉降速率及關節液檢查，在 2010 年新的診斷分類標準中，C- 反應蛋白和紅血球沉降速率亦已置入。

類風濕因子

近幾十年來，許多存在於類風濕性關節炎患者的抗體陸續被研究、被報導，包括抗核周圍抗體（Anti-perinuclear antibody）、抗 RA-33 抗體（Anti-RA33）、抗 Sa 抗體（Anti-Sa）及抗纖維蛋白抗體（Anti-filaggrin）等，但這些抗體的敏感性（Sensitivity）普遍偏低，並無法作為類風濕性關節炎的常規檢驗項目。

　　類風濕因子（Rheumatoid factor,RF）是 M 型免疫球蛋白（IgM），稱為 IgM-RF，是血液中的一種自體抗體，是對抗 Fc 部位有缺陷的 G 型免疫球蛋白（IgG）的免疫球蛋白，常被用來作為診斷或評估患者預後狀況的參考指標，可是只有 70 ～ 80％ 的類風濕性關節炎病患血清中會帶有類風濕因子，而其他風濕免疫疾病，如全身性紅斑性狼瘡（SLE）、乾燥症候群（Sicca syndrome）、原發性冷凝球蛋白血症（Cryoglobulinemia）或非風濕免疫疾病，例如慢性病原菌感染（B 型肝炎、C 型肝炎、結核病），或腫瘤（白血病、淋巴瘤）等也都可能檢驗出類風濕因子，可見類風濕因子對類風濕性關節炎的診斷並不具有專一性，僅依賴類風濕因子做診斷標準容易造成誤判。簡單說，類風濕因子檢驗為陰性，並不能完全排除罹患類風濕性關節炎的可能性，而關節炎患者若有類風濕因子也不表示一定罹患類風濕性關節炎。

　　即使類風濕因子不能作為診斷的唯一依據，但其效價與病程的進展及預後具有一定的關連性，若檢查發現類風濕因子的效價（亦即物質所能引起的生物反應之功效單位）或濃度較高則代表病況發展或預後可能會比較差。

抗 - 環瓜氨酸抗體

　　1964 年時，即已經在類風濕性關節炎的患者身上發現抗纖維蛋白抗體（Anti-filaggrin），對類風濕性關節炎的診斷專一性很高，但測試敏感度卻低，無法利用它有效掌握病症，之後經過

不斷地研究、改進，取出其中有效的抗原成分，才製成今日的抗 - 環瓜氨酸抗體（Anti-cyclic citrullinated peptide antibody, Anti-CCP），不僅保留了原有的專一性，還提高敏感度。

抗 - 環瓜氨酸抗體的敏感度與類風濕因子相當，但是專一性（Specificity）卻高達 90％以上，出現於其他非類風濕性關節炎的自體免疫疾病或慢性感染疾病的機會非常低，與類風濕因子合併檢查，有助於提早發現、提早治療，若類風濕因子與抗 - 環瓜氨酸抗體反應皆為陽性，診斷為類風濕性關節炎的正確性甚至高達 99.5％，亦即幾乎已能確診。

許多研究都指出，抗 - 環瓜氨酸抗體陽性的類風濕性關節炎患者會比陰性的患者較早出現骨頭破壞的狀況，且破壞的速度也比較快，可作為預後的指標，故抗 - 環瓜氨酸抗體反應為陽性的病人都應盡早接受積極治療。

根據一項使用血庫冰存的血液所做的研究顯示，類風濕性關節炎病人在臨床症狀尚未出現之前的九年就可檢驗出此一抗體，抗 - 環瓜氨酸抗體足可作為早期診斷或篩檢類風濕性關節炎的一項重要指標。

C - 反應蛋白

C- 反應蛋白（C-Reactive Protein，CRP）是一種發炎細胞激素第 6 介白質刺激肝臟所生成的特殊蛋白，對肺炎球菌的 C 多醣體會有反應，所以才稱為 C- 反應蛋白。每當人體內發生急性炎

症、細菌感染、組織破壞、惡性腫瘤等病變時，很快就會出現，且隨著病情變化，快速上升、下降，是種急性期反應蛋白（Acute phase reactant protein），臨床上，是監測類風濕性關節炎發炎變化的重要指標。

C- 反應蛋白檢查是一種非特異性（**不是並非針對某一種特定疾病才呈陽性反應**）的檢查，任何急性炎症反應或組織破壞皆可能影響其數值，因此，通常都會提醒病友，如果有感冒或其他身體不適的狀況時暫且不要檢查，以免會影響對類風濕性關節炎發炎狀況的判斷。

C- 反應蛋白的臨床意義與紅血球沉降速率（Erythrocyte sedimentation rate，ESR）類似，皆為發炎變化的指標，但它比紅血球沉降速率更敏感，也不會受到貧血、多血症、鬱血性心衰竭、高丙型球蛋白症等疾病的影響。

紅血球沉降速率

紅血球沉降速率（Erythrocyte sedimentation rate，ESR）是在 1897 年由波蘭醫生埃德蒙 ‧ 比爾奈伊（Edmund Biernacki）所發明的，因此紅血球沉降速率又被稱為「Biernacki 反應」，簡稱「血沉」，也就是血紅血球在一小時內沉降的速率。

紅血球沉降速率是常用的血液學測試，也是測量炎症反應的非特異性指標。測量時，我們將血液與抗凝血劑按一定的比例混合，吸入檢測專用的玻璃試管內（**稱為 Westergren 試管**），將試

管垂直豎立一個小時後，觀察記錄紅血球沉降的距離，以毫米／小時（mm/h）為單位紀錄紅血球的沉降率。當年，我還是住院醫師時，都是用 Westergren 管自己做，準確度較差，但現在紅血球沉降率測試都是透過臨床實驗室裡的自動化分析儀執行，非常快速又準確。

紅血球沉降速率端賴纖維蛋白原（Fibrinogen）與紅血球抗沉降兩項條件的平衡（即紅血球負電荷等與沉降有關的因素之間的平衡），以及紅血球間會互相排斥、保持懸浮的穩定性而形成的。在發炎狀況下，血液中的纖維蛋白原的量會升高，使得紅血球易於黏附而形成如銅錢串一般，此時血沉的速率會變快，換句話說，紅血球沉降速率越高，即表示發炎的狀況越嚴重。

如同 C- 反應蛋白不具專一性，任何原因引發的炎症反應都會引起紅血球沉降速率的升高。只有罹患紅血球增多症、鐮狀細胞貧血、遺傳性球形紅血球增多症與充血性心臟衰竭時，紅血球沉降率才會降低。也有研究證實，血沉值有隨年齡增加而升高的趨勢，女性的紅血球沉降率的正常參考值較男性略高，成人男性的正常值約為 10mm/h，女性則為 20mm/h，而且貧血時或黑色人種的數值也會增加。

關節液檢查

類風濕性關節炎病人的關節液檢查可呈現病人的關節發炎狀態。關節液中，白血球數目可由 5,000 到 500,000（非發炎性關

節炎病人關節液中的白血球數目常低於 2,000）。關節液中的白血球以中性球為主，關節液中也有類風濕因子與抗 - 環瓜氨酸抗體、免疫複合體及低濃度的補體。臨床上，關節液檢查可以協助確認是否為發炎性關節炎，也能幫助排除感染或結晶體（如尿酸結晶誘發痛風）誘發的關節炎。

二、類風濕性關節炎的影像學檢查

常使用的影像檢查有 X 光攝影、超音波檢查、彩色杜普勒超音波，以及磁振造影等。

X 光攝影檢查

在疾病早期，透過 X 光攝影可以發現關節周圍的軟組織是否有腫脹、關節附近有骨質疏鬆等現象；疾病繼續進展，透過 X 光檢查可發現在關節周邊處有骨頭侵蝕（Erosion），當軟骨受侵犯時關節腔會變窄，嚴重者會出現軟骨下骨頭破壞與瀰漫性骨質流失或變形的狀況。類風濕性關節炎一旦侵犯到頸椎時必須對頸部屈曲伸展進行 X 光攝影，藉此確診是否有第一、第二節頸椎關節脫位的現象。

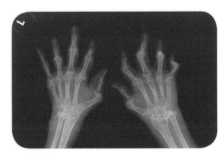

瀰漫性骨質流失或變形的狀況。

判斷 X 光檢查結果時，應注意是否與退化性關節炎或其他發炎性關節炎區別開來，因為這類型的關節炎也會出現骨質破壞的情形。

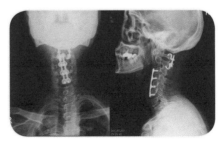

正常兩頸椎間距應小於 3 毫米，如超過 9 毫米則考慮手術固定。

超音波檢查

　　一般超音波檢查、彩色杜普勒超音波，都能比 X 光攝影檢查更早期檢視骨頭侵蝕的狀況，尤其是較表淺的關節。

　　超音波檢查也可以偵測關節滑膜炎及關節滑膜上代表發炎程度的血流量增加的情形。

　　超音波檢查的優勢在於患者不必照射到放射線且價格平實、不昂貴，且超音波儀器攜帶或移動都很方便，臨床上利用性高，唯獨要正確判斷還是有賴經驗豐富的檢查者。

類風濕性關節炎病人右膝關節超音波檢查

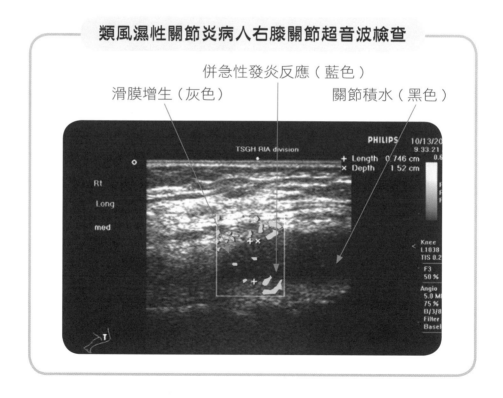

併急性發炎反應（藍色）
滑膜增生（灰色）　　　　關節積水（黑色）

核子醫學骨骼掃描

可提供複雜器官組織完整的 3D 訊息，解析度高，可看到軸切、冠狀、矢切等三個面向的影像，唯輻射劑量的接觸較難避免，若使用對比顯影劑，則更需注意腎功能與少量的過敏反應。

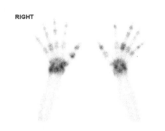

手關節發炎部位呈現濃黑顯影。

電腦斷層掃描

可提供複雜器官組織完整的 3D 訊息，解析度高，可看到軸切、冠狀、矢切等三個面向的影像，唯輻射劑量的接觸較難避免，若使用對比顯影劑，則更需注意腎功能與少量的過敏反應。

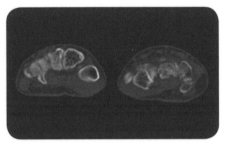

電腦斷層檢查顯示兩手腕關節面變狹窄且有破壞現象。

磁振造影

磁振造影（MRI）對於偵測關節滑膜炎、關節積水、早期骨骼及骨髓變化等具有最高度的敏感度且無輻射的問題。這些軟組織變化多在 X 光攝影發現骨頭變化前即已發生。骨髓水腫是關節發炎的早期徵象，且可以用來預測之後骨頭可能受侵蝕的狀況。唯一的問題是磁振造影在臨床上的運用受限於檢查費用及醫院是否擁有磁振造影設備。

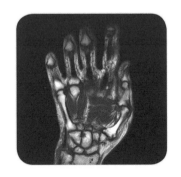

三、類風濕性關節炎的疾病活動性評估

　　除了實驗室檢查外，臨床上可以使用 ACR 20、50、70 與 DAS 28 等來評估類風濕性關節炎的疾病活動性。

ACR 20、50、70

　　「ACR」即美國風濕學院（American College of Rheumatology，ACR）制定的反應標準，20、50、70 代表疼痛或腫脹關節的數目以及包括急性反應蛋白（*如紅血球沉降速率*）、病人及醫師評估、疼痛量尺、失能問卷等五項中的三項進步達 20%、50%、70% 的比率，例如所謂 ACR 20 達 65%，即表示 65% 的病人其疼痛或腫脹關節數目及包括急性反應蛋白、病人及醫師評估、疼痛量尺、失能問卷等五項中的三項進步達 20%。

DAS 28

　　DAS 28（Disease Activity Score of 28 joints，*28 處關節疾病活動度量表*）為針對 28 個關節的疾病活動性評分，目前已被廣泛用來評估類風濕性關節炎的疾病活動性及對治療的反應，這 28 個關節包括兩側近指關節（*共 10 個*）、兩側掌指關節（*共 10 個*）、手腕關節（2 個）、手肘關節（2 個）、肩關節（2 個）和膝關節（2 個）。

　　醫生根據患者出現腫脹、觸痛的關節數量、紅血球沉降速率

（ESR）以及病人的健康狀況來計算分數。DAS28的分數介於 0 ～
9.42 之間，醫生可以根據每次評分結果評估治療的效果，調整治
療方向。

DAS28 分數代表著不同程度的類風濕性關節炎疾病活動度

DAS 28		DAS 28 數值變化意義		
		>1.2	>0.6 但 ≤ 1.2	≤ 0.6
≤ 3.2	穩定不活躍	明顯進步	中度進步	無進步
> 3.2 但 ≤ 5.1	中度活躍	中度進步	中度進步	無進步
> 5.1	非常活躍	中度進步	無進步	無進步

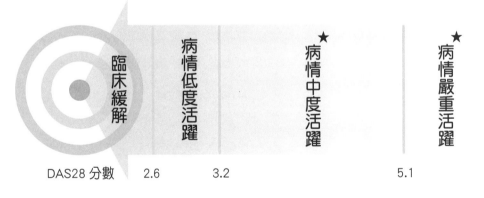

臨床緩解	病情低度活躍	★病情中度活躍	★病情嚴重活躍

DAS28 分數　2.6　　3.2　　　　　　　5.1

DAS28>5.1 表示病情活躍，DAS28<3.2 表示病情穩定、不活躍，
DAS28<2.6 則表示病情緩解。

目前，臺灣在健保制度下，DAS28 是最常被醫生用來評估類
風濕性關節炎的疾病活動程度的工具。

第3章 類風濕性關節炎的治療

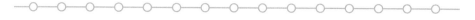

　　類風濕性關節炎是一種慢性發炎性疾病，會造成關節漸進性的功能喪失，甚至影響患者的存活時間。近來，由於分子生物學、遺傳學與免疫學的高度發展，豐富的醫學知識及先進的醫療技術，讓關節炎的病理機轉獲得更深入的研究與了解，已經到達細胞、分子的層次了，也因此開發了許多新的治療藥物，也建立了許多新的治療觀念。

　　過去幾年來，我們親眼目睹並參與了類風濕性關節炎在治療上的改變與進步，如今，類風濕性關節炎不再被視為是一種僅侷限於關節的慢性病變，事實上，它是一種極富侵略性的全身性疾病，臨床上，可在早期即造成重大傷害，甚至可能導致死亡。正因為發現到類風濕性關節炎這種強烈的侵略性，現在的對症治療才從根本改變了過去的觀念與方法。

　　類風濕性關節炎發病的前幾年是治療的黃金時期，越早診斷、越早治療，效果越好。對任何一個病患來說，治療永遠不嫌晚，必須以積極的態度來面對這個疾病才正確。

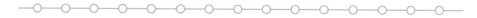

一、傳統的治療方式

在認識最新的治療發展前，且讓我們先回顧傳統金字塔形的治療觀念。約二十年前，多數研究類風濕性關節炎的學者都採取一種保守、循序漸進的金字塔形療法。

塔基為一般性治療，包括使用一線藥物非類固醇抗發炎藥（Non-steroidal anti-inflammatory drugs，NSAIDs）來緩解疼痛不適及鼓勵病患多休息、復健等。非類固醇抗發炎藥的藥效迅速、消炎止痛，雖然可以很快的止痛，讓症狀獲得立即性的減輕，但終究還是無法遏止關節的腐蝕、破壞與變形。

若病況較嚴重，使用非類固醇抗發炎藥與休息、運動無法獲致良效時，就再逐級而上，使用二線藥物，包括金製劑（Gold salt，分口服、肌肉注射兩種）、抗瘧藥物（奎寧類）、青黴胺（D-penicillamine）與磺胺塞拉金（Sulfasalazine，SSZ）等來做治療，如果還是力有未逮，就得再考慮更上層樓的藥物，包括最常使用的胺基甲基葉酸（Methotrexate，MTX）、Leflunomide（如雅奴瑪〔Arava〕）、移護寧（Imuran，學名是 Azathioprine）、環孢靈（Cyclosporine）與癌德星（Cyclophosphamide）等，而最頂端的塔頂是實驗性藥物，例如生物製劑等。

金字塔形的治療認為「殺雞焉用牛刀」，治療必須優先考量安全性，但臨床上，過於保守的心態難免會造成時不我予與空留遺恨的憾怨，過於按部就班的結果，就是讓關節被肆無忌憚的發炎所破壞，終致成殘。

二、現代的治療觀念

「早期診斷」對類風濕性關節炎來說，目前仍然無法盡如人意，類風濕性關節炎的治療一定得開始於疾病已經形成之後，亦即疾病早已如入無人之境、肆虐多時之後，因此，如果依然墨守成規、按部就班地治療，必然會給予疾病太多時間與空間，幫助它肆意破壞健康。

1990年，風濕學教科書《關節炎》的主編McCarty醫師在《風濕學雜誌》中發表〈顛倒金字塔，將金字塔留給埃及人〉一文，造成很大的迴響，這篇文章主要的思維邏輯就是類風濕性關節炎的破壞力在初期為禍最甚，如果循序而進，勢必會錯失治療的黃金時間。因此，一旦發現關節炎的病情來勢洶洶，尤其是年輕女性或男性，或有多關節（超過二十個）遭到侵犯、有高濃度類風濕因子、有關節外侵犯、X光上已見關節腐蝕、有高紅血球沉降速率、高急性C-反應蛋白、低血色素等檢驗異常等狀況，即表示病情活躍，屬於預後較差的表現，在沒有特殊禁忌症時，應該盡速對病患使用疾病修飾抗風濕藥物（Disease-modifying anti-rheumatic drugs，DMARDs），包括傳統的第二線藥物與細胞毒性藥物。

同樣極富盛名、另一本教科書《風濕學》的主編John Klippel醫師（曾來台灣參訪，本人任職三軍總醫院時，曾陪他遊覽中正紀念堂等景點）也在同期雜誌發表了一篇〈勿造成傷害，勿贏得戰役，輸去戰爭〉的文章，提醒使用者勿踩盡油門，應適時地

踩剎車，千萬不要為了壓制疾病而引發不必要的副作用。

兩位大師一硬一軟，一嚴一柔的治療體認，道盡了類風濕性關節炎的治療藝術和意境，但不約而同地強調早期治療的必要性，無論如何，早期積極治療已然成為類風濕性關節炎的治療共識，也是今日臨床治療的主流。

實際上，類風濕性關節炎的治療理論又可分為以下數種：

下階梯橋段療法

下階梯橋段療法（Step-down bridge therapy）的治療原則是（**一旦確診為類風濕性關節炎**）先下猛藥，除了第一線的非類固醇抗發炎藥物外，可再加上低劑量（**小於 10mg**）的類固醇，並且併用其他疾病修飾抗風濕藥物。類固醇的使用以不超過兩個月為原則，此時疾病修飾抗風濕藥物的作用多半也開始出現了（**常在一個月後**），按照此原則持續治療，待病情穩定後，再逐次減藥。

鋸齒形療法

鋸齒形療法（Saw tooth therapy）的治療原則是勿讓病情如拋物線般地一發無法收拾。先訂定病情上限（**病情天花板**），再交換使用不同疾病修飾抗風濕藥物，一旦發現有失控的現象，立即換藥，務必把病情控制在預設範圍內，讓病情的走勢如鋸齒一般，但卻始終被控制在一定的範圍內，不超過病情天花板。

箭靶療法

箭靶療法（Target therapy）的治療原則在於強調團隊合作，靶心是病患、醫師、家庭的緊密結合，外圍則配以各種療法，並適時地以外科手術、復健、營養補給、職能治療、心理輔導等方法加強效果。

用藥的技巧在於要隨著患者的病情、配合度、經濟能力、教育程度，醫師本身對藥性的掌握而做調整、領悟或許不盡相同，但原則上萬變不離其宗，以「控制病情、減少副作用」為最高治療原則。

2008 年美國風濕學院的治療建議

此種療法主張類風濕性關節炎的治療必須考量三項因素：

1. 疾病病程：須依照病程時間小於六個月、六～二十四個月、大於二十四個月來分三階段來考量。

2. 疾病活躍性：分低、中、高三級。

3. 疾病預後差的特徵：169 頁提及。

如果患者的病況活躍性低且預後佳，建議使用單一疾病修飾抗風濕藥物，如胺基甲基葉酸、磺胺塞拉金或奎寧即可。若病患的病情活躍性高且預後差，則可併用多種疾病修飾抗風濕藥物，包括胺基甲基葉酸與磺胺塞拉金、胺基甲基葉酸與奎寧，或胺基甲基葉酸、磺胺塞拉金與奎寧。

三、藥物治療的種類與研製

　　現行主流的治療觀念認為，必須在病人的關節發生不可恢復性的功能損害之前，採取積極的治療，如此才能達到有效治療的目的，因此消炎止痛的藥物通常是最先被考慮使用的藥物。

止痛藥物

　　止痛藥物包含「非麻醉止痛藥」與「麻醉止痛藥」兩大類。

◎非麻醉止痛藥的種類

　　非麻醉止痛藥可分為「非消炎」與「消炎」兩類。

1. 非消炎類藥物

例如 Paracetamol（普拿疼、Scanol、Depyretin、Acetaminophen 500mg ／顆）。

效用	可治頭痛、感冒、肌肉疼痛、退燒、骨關節痛等，但並無消炎作用。
使用方法	成人每 4 ～ 6 小時服 1 ～ 2 顆，24 小時內不可服用超過 8 顆。
常見副作用	極少，但過量會損害肝臟，尤其是有酗酒習慣的患者。

2. 消炎類藥物

　　非類固醇抗發炎藥是美國處方最多的用藥,至少佔據 5%,全球每日至少有三千萬人以上服用,且 40% 以上的使用者是老人。其作用機轉主要為抑制環氧酶 COX 酵素(Cycloxygenase,環氧酶),以減花生四烯酸代謝為前列腺素,而前列腺素則為造成發炎現象(紅、腫、熱、痛)最關鍵的媒介。這類藥物目前粗分為傳統及新一代非類固醇抗發炎藥。

效用	這類藥物對類風濕性關節炎來說,以症狀治療為主,主要是為了減少疼痛與腫脹,對於減輕組織破壞及病程進展幾乎沒有助益。
常見副作用	全世界所有已被報告的藥物副作用中,超過四分之一可歸因於非類固醇抗發炎藥,並且多為腸胃問題。

1 傳統非類固醇消炎藥: 如布洛芬(Ibuprofen)、因多美沙信(Indomethacin)、那普洛先(Naproxen)、待克菲那(Diclofenac)、匹洛西卡(Piroxicam)等。

效用	這是一種快速見效的消炎止痛藥。
常見副作用	包括消化不良、胃食道逆流、糜爛性潰瘍、出血穿孔等腸胃道不適、肝、腎功能變差、低血鈉、高血鉀與紅、白血球及血小板下降,還有光敏感、多形性紅斑、蕁麻疹等皮膚病變,與氣喘、頭痛、暈眩、人格變化及無菌性腦膜炎。
注意事項	服用期間宜多留意糞便有無變黑色(表示胃出血),並應在飯後服用或與胃藥同服,胃潰瘍患者尤其要特別注意。

　　整體而言，這些藥並不具備個體優越性，亦即並沒有哪一種藥一定優於哪一種藥，必須瞭解並尊重不同病人服用後可能有的不同反應與偏好，再適當給藥。同時，使用時要配合病患的疾病步調與節拍，如類風濕性關節炎以晨間僵硬為主，即應讓最大藥效在晨間發揮，而讓患者在睡前服藥。

　　在臨床使用上，要瞭解每一種藥物的半衰期（**藥物的濃度經過代謝降低到初始時一半所消耗的時間**），例如阿斯匹靈是 0.25 小時、布洛芬是 2.1 小時、因多美沙信是 4.6 小時、那普洛先是 14 小時、待克菲那是 1.1 小時、匹洛西卡是 57 小時、希樂葆是 12 小時、骨敏捷是 20 小時等；也應瞭解每一種藥物的藥效、特

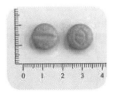
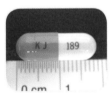
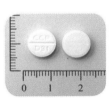
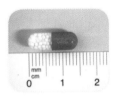

| 布洛芬 | 因多美沙信 | 那普洛先 | 待克菲那 |

2 **新一代非類固醇消炎藥**：主要是選擇性 COX-2 抑制劑，例如希樂葆、骨敏捷、萬克適（Arcoxia）等。COX 酵素是英國爵士教授 JR Vane 在 1971 年發現，這項發現讓這位學者獲得諾貝爾獎的殊榮。1990 年，美國的 Needleman 教授發現 COX 酵素應有兩型—— COX1 為生理性、原發性、保護性，COX2 則為病理性、誘發性、發炎性。

殊副作用、藥價、病人年齡、有無合併其他疾病、有無併用其他藥物（如抗凝血劑）、病人的個人偏好等等，才能開出最好的藥物處方。

 非類固醇抗發炎藥的新進展

截至目前為止，非類固醇抗發炎藥仍是治療類風濕性關節炎的第一線選擇，其基本的作用機轉在於抑制前列腺合成酶。一般來說，傳統的非類固醇抗發炎藥只會抑制 COX 酵素（Cycloxygenase，環氧酶），並不會影響 Lipoxygenase（脂肪加氧酶）的路徑，也不會抑制 Cytokine（細胞激素）。

COX 酵素可分為二型，即所謂的 COX1 與 COX2。

1.COX1 是原生型（或稱為管家型）：其主要作用是維持胃與十二指腸黏膜的完整性以及腎血流，如果此原生型受到抑制，就會產生傷胃或傷腎的副作用。

2.COX2 則是誘生型：只有在發炎或受到外界刺激時才會大量產生。

過去傳統的非類固醇抗發炎藥對 COX1 及 COX2 的抑制，皆一視同仁，所以常因副作用而限制了使用，但是目前新一代非類固醇抗發炎藥能選擇性的抑制誘生型 COX2，而對 COX1 影響較少，因此在抑制發炎的同時也能夠減少副作用。

對 COX2 選擇性抑制的消炎藥可減少消化性潰瘍的併發症，但近年來報導亦指出 COX2 高度選擇性消炎藥會增加心血管疾病及血栓的危險性，臨床上，醫師使用時宜須仔細評估病人的相關危險因子及使用此藥物的利弊得失。（延伸閱讀 P.219 止痛藥 2：非類固醇抗發炎藥 NSAID）

◎麻醉止痛藥的種類

麻醉止痛藥又分為「弱性」與「強性」兩類。

1. 弱性麻醉止痛藥

如 Dologesic、可代因（Codeine）、曲馬多（Tramadol）、Pethidine 等。

1 Dologesic：為含有撲熱息痛（Paracetamol）及右丙氧芬（Dextropropoxyphene）兩種成分的止痛藥。

雖然 Dologesic 的副作用輕微，但使用過量卻十分危險，使用 Dologesic，應避免喝酒，酒精會增加此藥的副作用，長期服用，也會對藥物產生耐受性或倚賴性。撲熱息痛過量會對肝臟與腎臟產生不可逆轉的損害。右丙氧芬過量則會引發呼吸抑制及急性心臟衰竭。

效用	舒緩輕度至中度的疼痛症狀。
常見副作用	包括昏睡、眩暈、噁心、嘔吐或便秘等。
注意事項	Dologesic 含有屬鴉片類止痛藥的右丙氧芬，此藥可引起眩暈、睡意及影響判斷力，因此服用後應避免駕駛或操作機械。

2 曲馬多（Tramadol）：是鴉片類藥物，由人工合成，作用於 μ-阿片類受體以及去甲腎上腺素與血清張力素系統，可以減輕憂鬱症和焦慮症的痛苦。

效用	主要用作是鎮痛，可緩解普通至嚴重的疼痛。
注意事項	不建議過度使用此藥，以免泛濫。

3 可代因（Codeine）：此藥屬於麻醉類管制藥，具有止痛及止咳作用，極少用於關節止痛。

4 曲馬多（Tramadol）：是一種嗎啡類藥物，藉著與中樞神經系統與胃腸道中的類鴉片接受體交互作用而產生其抑制疼痛的作用，也是極少用於關節止痛。

2. 強性麻醉止痛藥

例如嗎啡（Morphine）、美沙酮（Methadon）及吩坦尼（Fentanyl）。

吩坦尼穿皮貼片劑是一種強效類鴉片止痛劑，能提供持續 72 小時、每小時 25μg（微公克）的吩坦尼。此類強性麻醉止痛藥，除非萬不得已，極少使用於關節止痛。

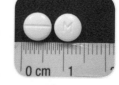

▲ 嗎啡

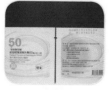

▲ 吩坦尼

類固醇藥物

類固醇（Glucocorticoid）俗稱「美國仙丹」，具有強力的抗炎效應，因為可以在很短的時間內迅速改善患者的症狀，而被廣泛運用於風濕疾病中。

「腎上腺皮質素」，又稱為皮質類固醇（Corticosteroids）是人體正常情況下分泌的荷爾蒙，可以幫助維持血壓及心臟血管功能、減輕免疫及發炎反應，並可調節醣類、蛋白質與脂肪的新陳代謝。人體在情況緊急或壓力很大的情況下會大量分泌，所以又屬於壓力性荷爾蒙。皮質類固醇的分泌受到腦下垂體所分泌的腎上腺皮促素（ACTH）的管制，而腎上腺皮促素又受到下視丘所分泌的皮質釋放因子（CRF）的調控。皮質類固醇包括糖皮質激素（Glucocorticoid）及礦物皮質激素等，又以前者為主，亦即俗

BOX　類固醇藥物的由來

人體自體分泌的類固醇荷爾蒙可體松（Cortisone）在 1935 年時首度被分離出來，1944 年時才發展出人工合成的皮質類固醇，並在 1948 年時，由美國風濕病專家——梅約診所的亨奇醫師（Hench）率先使用於一位已罹患類風濕性關節炎四年的 29 歲女性患者身上，這位原本因為重度關節炎而臥病在床的女性病患經過數日肌肉注射類固醇後，居然能夠起立走路。1949 年，亨趣（Hench）在國際醫學會上發表此一病例，而引起極大的震憾，更因此而在 1950 年時獲得諾貝爾獎的殊榮。

稱的「類固醇」。

類固醇荷爾蒙的先驅分子是膽固醇（Cholesterol），兩者都具有 Sterol（三個 6 碳環、一個 5 碳環）骨架。

依功能區分，皮質類固醇荷爾蒙可分為三大類：包括糖化皮質類固醇（Glucocorticoids）、礦物皮質類固醇（Mmineralocorticoids）及性荷爾蒙（**男、女性**）。其中，性荷爾蒙由性腺及腎上腺皮質合成，糖化皮質類固醇與礦物皮質類固醇則僅在腎上腺皮質合成。

主要的天然礦物皮質類固醇是醛固酮（Aaldosterone），是由腎上腺皮質分泌到血液中的一類激素，具有調節人體內鈉、鉀與氯離子的功能；主要的天然糖化皮質類固醇是氫羥腎上腺皮質素（Hydrocortisone）。一般大眾認知的類固醇，大多是指「糖化皮質類固醇」。

皮質類固醇的藥理作用複雜，涉及人體內許多生理系統，一般認為類固醇藥物的作用機轉是類固醇與在細胞質中的類固醇接受器結合後進入細胞核內，與特定 DNA 接受器結合，影響 mRNA 與蛋白質的合成，而產生類固醇效應。

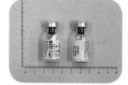

▲ 氫羥腎上腺皮質素。

糖化皮質類固醇的抗發炎強度與其生物半衰期相關，依作用時間長短，可將糖化皮質類固醇分為三類：

短效

半衰期 8 ～ 12 小時或抑制 ACTH 小於 24 小時

中效

半衰期 18 ～ 36 小時或抑制 ACTH 小於 36 小時

長效

半衰期 36 ～ 54 小時或抑制 ACTH 大於 48 小時

若將自然產生的 Cortisol（代謝後產物為氫羥腎上腺皮質素）的抗發炎效力當作 1，則其他合成類固醇的抗發炎效力如下表所示。

糖化皮質類固醇的藥物動力圖表

名稱	換算劑量（mg）	抗發炎效力	相對的鈉滯性	半衰期	
				血液（小時）	生理（小時）
短效類固醇					
Cortison	25	0.8	0.8	0.5	8~12
氫羥腎上腺皮質素（Hydrocortison）	20	1	1	1.5~2	8~12
中效類固醇					
Methylprednisolone	4	5	0.5	>3.5	18~36
Prednisolone	5	4	0.6	2.1~3.5	18~36
Prednisone	5	4	0.6	3.4~3.8	18~36
Triamcinolone	4	5	0	2~5	18~36
長效類固醇					
Dexamethasone	0.75	20~30	0	3~4.5	36~54
Betamethaone	0.6	20~30	0	3~5	36~54

◎糖化皮質類固醇的效用

糖化皮質類固醇的效用包括： ❶ 抗發炎效應、 ❷ 醣類、脂肪與蛋白質的新陳代謝、 ❸ 控制鈉與水的平衡，以及 ❹ 下視丘—腦下垂體—腎上腺軸（HPA axis）的抑制作用等。

1. 抗發炎效應

（1）減少發炎細胞（巨噬細胞、T 細胞）的活化、增生、分化。

（2）增加血中中性球（即中性白血球）的數目。

（3）抑制第一型幫助型 T 細胞分泌的細胞激素，如第 1 介白質、第 2 介白質、第 6 介白質、腫瘤壞死因子、伽瑪干擾素等。

（4）抑制花生四烯酸代謝（即抑制前列腺素）。

（5）穩定微血管通透性，抑制滲出液。

（6）抑制白血球的偽足運動及趨化作用（即向發炎區聚集），減少發炎部位的白血球聚集。

2. 代謝的影響

（1）促進肝臟葡萄糖新生作用（Gluconeogenesis），因此糖尿病患者應留心其對血糖的影響。

（2）抑制周邊組織對胺基酸的利用。

（3）具有抗胰島素作用，會加速脂肪酸自脂肪細胞中移出。

（4）具有抑制生長激素的作用，對正在成長中的兒童應注意其抑制作用。

3. 對醣類及鈉滯留作用

鈉滯留作用（留鈉即蓄水，容易導致身體水腫）以短效類固醇的 Cortisone 及氫羥腎上腺皮質素較高，中效類固醇的 Prednisolone 及 Prednisone 較弱，而其他大多數合成的糖化皮質類固醇幾乎沒有礦物皮質類固醇鈉滯性的作用，對於容易產生水腫反應的病人，用藥時應該特別注意。

口服類固醇多半會在 30 分鐘內經消化道充分吸收，很快就可以從血中分佈至肌肉、肝、皮膚、腸道、腎臟等組織中，90 ～ 95％的血中類固醇會與血漿蛋白結合，只有 5 ～ 10％不會與血漿蛋白結合的才具有生物活性，可以進入細胞，與細胞質內的接受器結合，因此，如果血液中白蛋白過低，不能與血漿蛋白結合的類固醇升高，則類固醇的效力及副作用皆可能升高，臨床上必須特別注意。

此外，部分藥物，如巴必妥酸鹽（Barbiturates）、抗癲癇藥物 Pphenytoin、立復黴素（Rifampin），因為會增強肝臟酵素（CytochromeP-450 isoenzyme 3A4）的關係，增加了類固醇的代謝，而降低類固醇在血中濃度，臨床上若合併服用這類藥物，即應該酌增類固醇的劑量。

還有一些藥物，如抗黴菌劑 Ketoconazole、環孢靈，因為會抑制肝臟酵素的關係，減少了類固醇的代謝，而提高類固醇在血中濃度，臨床上若合併服用這類藥物，應該酌減類固醇的劑量。如紅黴素、含雌性荷爾蒙的口服避孕藥即屬於此類藥物，皆會提高類固醇在血中濃度。

BOX　　　　　孕婦要慎用類固醇藥物

女性懷孕時，身體有兩個機轉可以保護胎兒，不受外來類固醇的影響，其一是唯 $5 \sim 10\%$ 未與血漿蛋白結合的類固醇才能通過胎盤；其二是胎盤上的羥基脫氫酵素（11-β-hydroxysteroid dehydrogenase）將活化的類固醇 Prednisolone 轉變為非活化 Prednisone，以保護胎兒，因此，母親與胎兒的血中類固醇濃度比約為 10：1。

長效類固醇 Dexamethasone 與血漿蛋白的結合度低且不容易被羥基脫氫酵素代謝，因此基於保護胎兒，不宜使用。換言之，如果要使用類固醇治療母親並且不希望影響到胎兒的話，選擇中效的類固醇 Prednisolone 或 Methylprednisolone 會比較恰當；如果要使用類固醇來治療胎兒，則可選長效類固醇，如 Betamethasone 或 Dexamethasone。

Prednisolone 在母乳中僅會排出小量，因此即使母親使用類固醇，對嬰兒而言，仍被認為是安全的，還是可以哺餵母乳，只要服藥與餵乳的時間間隔四小時以上就可以了。

◎糖化皮質類固醇常見的副作用

　　類固醇的副作用與其累積劑量多寡和使用時間的長短有關，類固醇的用量越大、使用時間越久，副作用出現的機會越高，因此建議類風濕性關節炎病患宜盡量減少使用類固醇的劑量及使用時間。

　　目前建議的使用劑量為低劑量（**一日劑量小於或等於 7.5mg Prednisolone**），低劑量的類固醇可減少 X 光影像學上關節的破壞，但還是有許多其他副作用，例如骨質疏鬆、肌肉病變、青光眼、白內障、血糖上升、高血脂、皮膚萎縮、皮膚變薄、微血管擴張、多毛症、粉刺、胃或十二指腸潰瘍、性功能障礙、水及電解質不平衡（**鈉滯留、水腫**）、加速動脈硬化、生長遲滯、次發性無月經，以及因脂肪組織溶解，重新分佈在中心軀幹而發生庫欣氏症狀，如月亮臉、水牛肩、青蛙肚等，因此有必要限制類固醇的長時間使用。

◎服用糖化皮質類固醇應注意事項

　　為了減少副作用產生，特別是下視丘—腦下腺—腎上腺軸的抑制，使用時應注意：

（**1**）切勿自行突然停藥或減藥。

（**2**）由於可能引起腸胃不適，因此應與食物一起服用。

（**3**）配合生理，以減少副作用：服用類固醇應配合體內腎上腺皮質高峰，盡可能在晨間服用。腎上腺皮質活性於清晨時迅速爬

升，大約在早上八點時達到高峰，下午四點至午夜時最低。

（**4**）一旦臨床療效顯現，應即刻考慮減藥。

（**5**）隔日給藥法適合需要長期服用類固醇的患者，可以減少 HPA axis 的抑制。

正確使用類固醇，會有意想不到的效果，可醫病救人。病情有需要，在醫師的處方下，患者可以安心服用，並定期追蹤治療，千萬不要因害怕副作用而誤解了類固醇這顆仙丹。

BOX 　　　類固醇注射能改善發炎症狀

　　針對於少數一、兩個發炎的關節，可使用關節內注射的類固醇來改善症狀。

· **使用原則**：單一關節每年注射盡量勿超過三次，注射藥物為 Triamcinolone acetonide 或 Methylprednisolone，並常混合 1 ％ Lidocaine 麻藥。

· **注射劑量**：大關節（如膝關節）40 ～ 60mg、中關節（如腕、踝關節）20 ～ 30mg、小關節（如掌指、近指關節、肌腱）10mg。

· **注意事項**：因關節內為無菌，故注射時，外皮務必消毒乾淨，以免引發細菌性關節炎。

疾病修飾抗風濕藥物的新進展

　　疾病修飾抗風濕藥物具有改變病情的作用，目前常用的有胺基甲基葉酸、奎寧（Hydroxychloroquine，HCQ）、磺胺塞拉金、Leflunomide。

　　使用疾病修飾抗風濕藥物治療類風濕性關節炎的目的在於控制病情、引導疾病緩解，但使用此類藥物仍可能無法遏止疾病對關節的破壞，並且常常受限於副作用而無法長時間使用。使用疾病修飾抗風濕藥物必須先進行正確的診斷，預估病情急烈，使用一般非類固醇抗發炎藥效果不彰，或對類固醇依賴，且沒有使用禁忌，病人更須充分配合，並且定期檢查可能出現的副作用。

◎疾病修飾抗風濕藥物的種類

1. 胺基甲基葉酸（Methotrexate）

　　即葉酸拮抗劑，1948 年時被用來治療急性白血病，直到 1962 年才開始被用來治療類風濕性關節炎。胺基甲基葉酸經口服可完全吸收，在肝臟中代謝，服用 1.7 小時即可達到血中最高濃度，其血中半衰

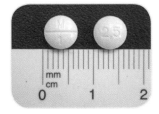

▲ 胺基甲基葉酸

期約 6 ～ 7 小時，50 ～ 60％的藥物會與蛋白質結合，因此如果血中白蛋白下降時，未與蛋白質結合的藥物變多，就要考慮減藥。胺基甲基葉酸主要由小便中排泄，所以腎功能不佳的人要特別注

意藥物毒性問題，並減少劑量或換藥。

‧ **效用**：胺基甲基葉酸是疾病修飾抗風濕藥物中最常被使用的，對醫生來說，胺基甲基葉酸是治療類風濕性關節炎最優先選擇的疾病修飾抗風濕藥物，因為它的藥效顯著，相對於其他疾病修飾抗風濕藥物作用較為迅速（四～六週即可見效），病患的接受度高，且價格相對便宜，臨床上已有使用超過三十年的經驗，對使用其他傳統疾病修飾抗風濕藥物無效的病患仍然有效。

‧ **使用方法**：初始劑量為每週 7.5mg（每顆 2.5mg），必要時，可以增加劑量到 25mg，但高劑量使用時，宜改為皮下或肌肉內注射。

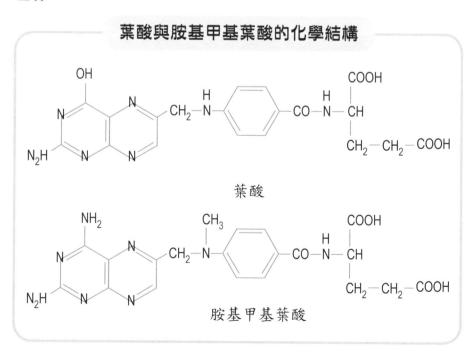

葉酸與胺基甲基葉酸的化學結構

葉酸

胺基甲基葉酸

· **常見副作用**：有腸胃不適、口角炎、肝毒性、肺纖維化或骨髓抑制，減藥或停藥後，其副作用多為可逆的，亦即可恢復的。每日使用 1mg 葉酸（Folic acid、Folinic acid）可減低其副作用，使用葉酸也可以降低對心血管有害的同半胱胺酸（Homocysteine）的產生。

· **注意事項**：因為胺基甲基葉酸具有肝毒性，所以必須勸導病人戒酒，使用前要先幫病人檢測是否為 B 型及 C 型肝炎帶原者，並且定期（每隔四～八週）檢查患者的肝功能指數。長期使用，造成肝硬化的可能性低，目前已不建議病患須接受常規的肝臟切片檢查。

2. 奎寧（Hydroxychloroquine, plaquenil）

奎寧適用於輕度的類風濕性關節炎患者，最大優點是沒有嚴重或會威脅生命的副作用，是比較可以安心使用的第二線藥物，因此臨床上常與其他各線藥物合併使用。

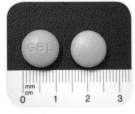
▲ 奎寧

· **效用**：目前，尚無證據可以證明奎寧能夠抑制影像檢查上疾病的進展，換句話說，並無法抑制骨破壞。

· **使用方法**：使用劑量為一日 200 ～ 400mg（1 顆 200mg）。

· **常見副作用**：最重要的副作用在於眼睛，包括畏光、眼睛模糊、對焦困難與視網膜病變，但使用新一代藥物 Hydroxy-chloroquine

（Plaquenil）400mg 以內，產生病變的機會卻極微小，建議至少每年要檢查一次眼睛，會更加安全。

· **其他常見副作用**：包括皮疹、皮膚搔癢、腹瀉、頭痛、耳鳴、色素沉積、膚色暗沉等，但通常不嚴重，只要停藥就可以恢復正常。

3. 磺胺塞拉金（Sulfasalazine）

磺胺塞拉金是抗發炎藥物 5-aminosalicylic acid 與抗生素 Sulfapyridin 的結合，在 1940 年代時，就已經被用來治療類風濕性關節炎了，在當時，普遍認為類風濕性關節炎的發生與感染有關。

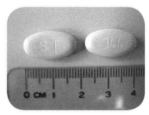
磺胺塞拉金

· **效用**：作用較快（1 ～ 2 月即可見效），安全性與抗瘧藥物同等級，皆屬於安全性較高的藥物，通常使用於輕度到中度的類風濕性關節炎患者身上。

· **使用方法**：使用劑量為一日 1 ～ 3g（1 顆 500mg）。

· **常見副作用**：包括腸胃道不適、過敏反應與影響造血系統等。另外，要注意可能會造成男性精子數目減少。

· **注意事項**：葡萄糖 -6- 磷酸鹽去氫酶缺乏症（Glucose-6-Phosphate Dehydrogenase deficiency，俗稱蠶豆症）與磺胺類藥物過敏者皆不宜使用。

4. 艾炎寧（Leflunomide Arheuma, Arava）

為美國藥物食品管理局十年來最新核准的風濕性關節炎緩解藥物，屬於抗風濕性的 Isoxazole 類衍生物，具有免疫調節與免疫抑制的性質。Leflunomide 可 抑 制 Dihydroorotate dehydrogenase（DHODH，*嘧啶合成所需酵素*），為

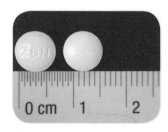

▲ Leflunomide

嘧啶（Pyrimidine）合成的選擇性抑制劑，因為是由抑制嘧啶合成，所以也可抑制淋巴球增生。

・**效用**：Leflunomide 的臨床效力與胺基甲基葉酸相當，具有良好的藥效與安全性，病人長期服用耐受性佳。

・**使用方法**：由 100mg 的負載劑量開始治療，一天一次，服用三天。建議維持劑量 10mg 或 20mg 的 Leflunomide（**一顆 Arava 10 或 20mg**），每日一次。

通常四～六週就可以見到明顯的改善，而且四～六個月間還可能獲得進一步的改善。如果副作用明顯，可以減低負載劑量或完全不用，或是以較低的維持劑量，例如一天 10mg 繼續治療。此藥物的半衰期長達 15 ～ 18 天，具有致畸胎性，因此須告知病患避免懷孕。

・**常見副作用**：Leflunomide 的副作用與胺基甲基葉酸類似，常見副作用有腹瀉、皮疹、暫時性掉髮及肝功能指數升高。

・注意事項：使用時必須小心監視，治療前及治療期間都必須定期檢查肝臟酵素值（AST〔又稱 SGOT〕或 ALT〔又稱 SGPT〕）、白血球數目及其分化程度、血小板數目與血壓等。

5. 環孢靈（新體睦 Sandimmun, Cyclosporin）

因為具有抑制 T 細胞功能的作用機轉，所以原本常被用於治療器官移植時的抗排斥作用，近來才發現，也具有治療類風濕性關節炎的藥效。

用來治療類風濕性關節炎時，使用的劑量雖遠較於作為抗排斥之用時為低

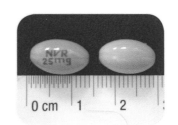

環孢靈（Cyclosporin）

（約 2.5 ～ 5mg/Kg），但仍須注意可能會有的副作用，如腎毒性、高血壓、牙齦增生。通常不作為單一藥物使用，在病患使用胺基甲基葉酸效果不佳時，環孢靈是一個可以考慮併用的藥物。

6. 移護寧（Azathioprine, Imuran）

嘌呤（Purine）類似物（嘌呤與嘧啶是核酸中最重要的組成部分），具有免疫抑制功效，主要副作用是骨髓抑制（令人體無法製造血球），合併使用降尿酸藥物 Allopurinol 或降血壓藥物、血管張力素轉化酶抑制劑（簡稱 ACEI）及腎功能

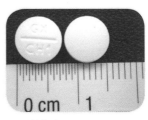

移護寧

不全時要特別注意。其他副作用有胃腸不適及少見的胰臟炎。

　　這類藥物還有瘤克寧錠（Chlorambucil）、癌德星錠等，共同特性是藥效緩慢。在使用於治療類風濕性關節炎時，任何一種皆較所謂安慰劑為佳（**即未用藥品**）。

7. 其他疾病修飾抗風濕藥物

　　如金製劑、青黴胺，目前已較少使用於類風濕性關節炎病患。1980 年代常用的金製劑，注射的效果明顯較口服佳，缺點是藥效啟動過於緩慢（**常超過三個月**）、副作用常見（**有 30 ～ 40% 的患者都會出現負作用**）且過多（**如口角炎、皮疹、蛋白尿與骨髓抑制等**）。

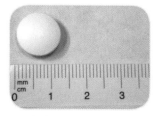

▲ 青黴胺

　　青黴胺則是老牌藥物，同樣有效緩（**需六個月**）的缺點，但毒性確更強（**超過 50% 的服用者會產生副作用**），副作用大致上與金製劑相同，常因副作用而停藥。此外，還有四環黴素類藥物（Minocycline、Doxycycline），可能也具有輕度療效，但臨床上使用不多。

▲ Doxycycline

◎疾病修飾抗風濕藥物的戰略地位

疾病修飾抗風濕藥物在現行治療類風濕性關節炎的戰略中，扮演著極其重要的角色。比較新的治療觀念是合併使用這些藥物，有不少研究報告相繼肯定合併使用除了可以增強藥效外，還可以減少副作用產生。

所有的疾病修飾抗風濕藥物中，胺基甲基葉酸被公認為是最主要的治療用藥，並且可以合併其他疾病修飾抗風濕藥物或生物製劑一同使用。併用多種疾病修飾抗風濕藥物或是新一代的生物製劑，並不會增加藥物毒性，甚至比只使用單一種藥物可以達到更好的治療效果，例如常見的三合一治療藥物（**包括奎寧、磺胺塞拉金與胺基甲基葉酸**），效果就比單用胺基甲基葉酸要好，也比胺基甲基葉酸合併磺胺塞拉金或胺基甲基葉酸合併奎寧的效果更好。

類風濕性關節炎患者非常需要積極而早期的治療，不管是增加治療用藥的種類或增加藥物劑量，都比按部就班、循序漸進的用藥或只使用單一低劑量藥物治療的效果要來得好，尤其是病患預後狀況不理想時。治療永遠不嫌晚，即使是關節已開始遭受破壞時，積極治療仍然對病患是有幫助的。

◎判定標準疾病修飾抗風濕病藥物療法失敗的原則

病患曾經接受至少兩種疾病修飾抗風濕藥物（**胺基甲基葉酸為基本藥物，另一藥物必須包括肌肉注射之金製劑、奎寧、磺**

胺塞拉金、青黴胺、移護寧、Leflunomide 中之任何一種）的充分治療，卻仍無明顯的療效。

1. **充分治療的定義**：疾病修飾抗風濕藥物治療的時間必須至少六個月以上，而其中至少二個月必須達到標準目標劑量（Standard target dose）。若病患因疾病修飾抗風濕藥物毒性無法忍受，以致無法達到上項要求時，疾病修飾抗風濕藥物劑量仍需達治療劑量（Therapeutic doses）連續二個月以上。

2. **無明顯療效的定義**：經上述定義之充分治療後，DAS 28 疾病活動度積分下降幅度小於或等於 1.2，或積分仍大於 3.2，視為標準疾病修飾抗風濕藥物療法失敗。

治療的新境界──生物製劑

　　分子生物學與細胞免疫學的精進，讓與免疫調節相關之疾病的治療有了革命性的進展與無限的希望。類風濕性關節炎的關節滑膜組織為一具有侵略性的病灶，形成發炎細胞的浸潤，破壞軟骨與骨頭，其中細胞激素被視為是幕後運作的重要推手。

　　在滑膜組織中，巨噬細胞、纖維母細胞與內皮細胞皆為各型細胞激素分泌的主要來源，第 1 介白質（Interleukin-1，IL-1）與腫瘤壞死因子甲（Tumor necrosis factor-α）都在發炎以及骨頭侵蝕方面扮演了重要的角色。

　　隨著類風濕性關節炎的致病機轉逐漸被了解，各種生物製劑

（Biologic disease-modifying antirheumatic drug）相繼問世，雖然仍受限於價格昂貴及停藥後會復發的缺點，但卻已將類風濕性關節炎的治療帶入新的里程碑。

2000 年，聯合國環境規劃署為管理生物技術的潛在風險草擬的「生物安全議定書」（Biosafety Protocol）已於 2003 年 9 月生效，其中對生物技術的定義簡明扼要地規範為「利用生物系統、活生物體或者其衍生物，為特定用途而生產或改變產品或過程的任何技術應用」，包括醫療、預防與治療人類的疾病。據此，生物製劑相應而生。

◎生物製劑的種類

1. 細胞激素抑制劑：細胞激素抑制劑是生物製劑中相當重要的一類。類風濕性關節炎病人關節發炎時，細胞會產生發炎激素，進一步刺激其他細胞分泌趨化激素（Chemokine）與發炎介質，促進發炎的細胞激素中又以腫瘤壞死因子（Ttumor necrosis factor）、第 1 介白質（Interleukin-1）及第 6 介白質（Interleukin-6）最為重要，關於此，已在前文中敘述過了。

研究顯示，腫瘤壞死因子除了會造成關節發炎外，還會引起病人全身倦怠、厭食及消瘦，任何藥物，只要能夠中和腫瘤壞死因子的作用，便能迅速抑制發炎與改善病人臨床症狀。

研究告訴我們，所有用來治療類風濕性關節炎的生物製劑中，以抗腫瘤壞死因子藥物最有效，其 ACR 20 的效果達成比率

平均約為 60 ～ 70%，而第 1 介白質拮抗劑（Anakinara）的 ACR 20 效果達成率則為 38 ～ 43%。

2.腫瘤壞死因子抑制劑：抗腫瘤壞死因子生物製劑是上市最早、使用最久、具有相當療效的細胞激素抑制劑。

· **效用**：使用抗腫瘤壞死因子藥物後，可以抑制病人體內各種促進發炎激素的分泌，能迅速減輕關節的紅腫熱痛與晨間僵硬，進而降低病人血液中的發炎指數（紅血球沉降速率與 C - 反應蛋白質）。

　　與傳統的疾病修飾抗風濕病藥物相比，抗腫瘤壞死因子藥物的藥效快、藥力強、療效好，可有效減少影像學上關節的破壞。傳統的改變病程抗風濕病藥至少需要四～六週才會出現藥效，而抗腫瘤壞死因子只要使用一～二週，就能達到改變病情的效果，但是藥價昂貴是個問題。

· **使用方式**：皮下注射，必須輪流在大腿、腹部、上臂等處注射，以免局部刺激過強。雖然此藥物的使用效果不錯，但因為缺乏長期安全性的資料，所以還是建議病患使用胺基甲基葉酸及其他傳統疾病修飾抗風濕藥物無效時，再考慮使用這些藥物。

　　抗若單獨使用，一旦停藥後，藥效很容易就會消失，關節炎也容易迅速復發。因為 Infliximab 與恩博（Etanercept）這兩種藥物含有非人類的蛋白質，長期治療時，人體自然會產生對抗該藥物的抗體，藥效可能因此減弱，所以治療類風濕性關節炎時，抗

腫瘤壞死因子藥物多會與胺基甲基葉酸合併使用，減少抗體生成期藉後者藥效，以求達到最大的治療效果與最少的副作用。

· **常見副作用**：近來，抗腫瘤壞死因子藥物的安全性問題備受關注，這類藥物可能引起的副作用中最常見的是打針處發生皮膚疹或細菌感染，也可能會有咳嗽、發燒、倦怠、頭痛、背痛、輕微上呼吸道感染（**機率低於 10％**）等症狀，一般而言，都不會太嚴重且多半在一個月後便會逐漸適應或減弱。

其他少見但嚴重的副作用，包括：藥物過敏反應、誘發潛在感染（**如結核病**）、神經問題（**虛弱、視力變化、去髓鞘病變等**）、心臟問題（**呼吸短促、腳腫、惡化充血性心臟衰竭**）、全血球下降（**紅血球、白血球、血小板等低下**）、血清中出現抗 DNA 抗體，另外，有極少數病人會出現藥引性紅斑性狼瘡、低密度膽固醇及總膽固醇升高、血脂異常、增加心血管病變。

動物實驗顯示，經常使用這些藥物可能會增加淋巴癌發生的機率，但是關於人類，目前並沒有強而有力的證據可以支持這種說法。

· **注意事項**：如果病人有多發性硬化症、中樞神經病變、結核病、充血性心臟衰竭，以及 B、C 型肝炎等問題的話，切勿使用此類藥物。

3.腫瘤壞死因子抑制劑與肺結核：肺泡巨噬細胞（Alveolar macrophage）是抵抗肺臟吸入肺結核菌的第一道防線，腫瘤壞死

因子則是肺泡巨噬細胞的激化劑，可強化巨噬細胞吞噬及殺死結核菌的能力。腫瘤壞死因子也會刺激趨化激素吸引免疫細胞進入感染區協防，更能促進並維持包裹結核菌的肉芽組織生成（Granuloma），使結核菌安靜並且不散播，形成肺結核或是肺外結核。

使用腫瘤壞死因子抑制劑時，會同時抑制上述的各項機轉──破壞原先形成的肉芽組織，讓後來的肉芽組織無法形成，使結核菌往外擴散，進而引發結核症，尤以使用 Infliximab 的患者，發生這類狀況的案例最多。結核菌的活躍大約在腫瘤壞死因子抑制劑使用後平均十一個半月（可能發生的時間範圍為 1 ～ 20 月）發生，且以肺臟外（淋巴腺、腦膜或散發性）較多。

使用腫瘤壞死因子抑制劑前，病人必須接受結核病風險評估，包括結核病感染病史及治療史、結核病感染徵候及症狀、結核病人接觸史、理學檢查、胸部 X 光檢查，確定沒有肺結核後，再做結核菌皮膚試驗（PPD）或是 Quantiferon 試驗，以排除結核感染的可能性。

如果皮下試驗反應結果超過 5mm，或是 Quantiferon 檢驗為陽性反應，但胸部 X 光檢查無結核病灶，且無肺外結核疑慮，則必須給予九個月 INH（Isoniazid）預防性治療，投藥一個月以上即可開始給腫瘤壞死因子抑制劑。如果 Quantiferon 的檢驗是陰性，即可給予腫瘤壞死因子抑制劑。

4. 腫瘤壞死因子抑制劑與肝炎：時至今日，台灣仍是肝炎盛行區，全台至少有 350 ～ 400 萬名的慢性 B 型肝炎帶原者（占人口數的 15 ～ 20％），其中 25 ～ 40％的病人接受生物製劑治療後會造成肝炎活躍，尤以年輕男性、酗酒者為最。因此，在使用腫瘤壞死因子抑制劑之前，一定要做 B 型肝炎及 C 型肝炎的篩檢，必須確定是無肝炎或無肝炎症狀的帶原者，才能使用腫瘤壞死因子抑制劑。

◎生物製劑的治療指針

生物製劑是未來治療類風濕性關節炎與其他免疫風濕疾病的主流藥物之一。口服、長效與人類化（Humanized，非動物抗體）是不斷研發的方向，未來的製劑必然會更方便，副作用也會更輕、更少。

◎生物製劑的使用規範

由於目前使用生物製劑治療類風濕性關節炎的費用依然很昂貴，因此健保署依英國國家健康與臨床卓越機構 NICE 的標準（NICE Guidance），制定使用指引如下：

按照健保署規定，生物製劑限擁有風濕病專科醫師證書的內科專科醫師使用於類風濕性關節炎病患，且必須經過健保署事前審查核准後才能使用，申報時必須檢附 DAS28 積分，以及各種疾病修飾抗風濕藥物使用的種類、劑量、治療時間、副作用與關節腫脹的相關照片或關節 X 光檢查報告等資料。

　　使用抗腫瘤壞死因子藥物之後，必須每三個月再申報一次，報告內容應包含 DAS28 積分，及使用藥物後的療效、副作用或併發症。病患須同時符合下述一、二、三項條件，方可使用；若有第四項的情形，不得使用；若有第五項的情形，則必須停止使用。

1. 符合美國風濕病學院 1987 年類風濕性關節炎分類標準的診斷條件。

2. 連續活動性的類風濕性關節炎：28 處關節疾病活動度積分（Disease Activity Score，DAS 28）必須大於 5.1。此項評分須連續二次，其時間相隔至少一個月以上，並附當時關節腫脹之相關照片或關節 X 光檢查報告為佐證。

3. 疾病修飾抗風濕藥物療法失敗：病患曾經接受至少兩種疾病修飾抗風濕藥物（胺基甲基葉酸為基本藥物，另一藥物必須包括肌肉注射之金劑、奎寧、磺胺塞拉金、青黴胺、移護寧、艾炎寧中之任何一種）之充分治療，而仍無明顯療效。

4. 須排除抗腫瘤壞死因子藥物使用的情形：參照藥物仿單，重要之排除使用狀況包括：

（1）懷孕或正在授乳的婦女。

（2）活動性感染症的病患。

（3）具高度感染機會的病患，包括：

- 慢性腿部潰瘍之病患。

- 先前曾患有結核病者（先前曾患有結核病的患者，如果已經接受過完整療程的抗結核藥物治療，仍可接受治療，但應進行詳細的評估，以免結核病再度復發；而在開始治療之前，亦應考慮患者的危險／效益比）。

- 過去十二個月內曾有感染性關節炎者。

- 有人工關節感染，若該人工關節未除去前，不可使用。

- 頑固性或復發性的胸腔感染症。

- 具有留置導尿管者。

（4）惡性腫瘤或癌前狀態之病患（但不包括已經接受過充分治療達十年以上的惡性腫瘤）。

28 處關節部位的疾病活動度積分計算方式如下：

$$DAS28 = 0.56 \times \Box\ TJC + 0.28 \times \Box\ SJC + 0.7 \times \ln ESR + 0.014 \times GH$$

TJC：觸痛關節數

SJC：腫脹關節數

ESR：紅血球沉降速率（單位為 mm/hr〔毫米／小時〕）

GH：在 100mm 圖像模擬量表中所呈現的整體健康狀態（General health status）

（5）多發性硬化症（Multiple sclerosis）。

5. 須停止抗腫瘤壞死因子藥物治療的情形：如果發生下列現象應停止治療：

> ・ 充分治療的定義：疾病修飾抗風濕藥物治療時間，必須至少六個月以上，而其中至少二個月必須達到標準目標劑量（Standard target dose）。若病患因藥物毒性無法忍受，以致無法達到上項要求時，疾病修飾抗風濕藥物的劑量仍需達治療劑（Therapeutic doses）連續二個月以上。
>
> ・ 無明顯療效的定義：經上述定義之充分治療後，DAS 28 疾病活動度積分下降幅度小於或等於 1.2，或積分仍大於 3.2，視為標準疾病修飾抗風濕藥物療法失敗。

（1）療效不彰：經過三個月治療後，DAS28 總積分下降程度小於 1.2，或 DAS28 總積分仍大於 3.2 者。

（2）不良事件，包括：惡性腫瘤、該藥物引起的嚴重毒性、懷孕（暫時停藥即可）、嚴重的間發性感染症（暫時停藥即可）。

抗腫瘤壞死因子藥物

　　美國已經上市，並經臨床證明對類風濕性關節炎有效的抗腫瘤壞死因子藥物有恩博（Etanercept、Enbrel）、復邁（Adalimumab、Humira）、Infliximab（Remicade）、欣普尼（Golimumab，GLM），及 Certolizumab。台灣目前已上市的抗腫瘤壞死因子藥物則有恩博、復邁、欣普尼。

恩博：恩博是唯一由可溶性的腫瘤壞死因子接受器與人類免疫球蛋白結合的蛋白，可有效中和腫瘤壞死因子及淋巴毒素（Lymphotoxin）的活性。恩博已於 1998 年 11 月時通過美國食品藥物管理局（FDA）核准上市。

效用	臨床實驗顯示，恩博可迅速而有效地控制達中度以上，對於傳統治療方式無效的類風濕性關節炎，且效果卓著。 大規模的臨床實驗顯示恩博具有快速而顯著的療效，對於關節腫脹、疼痛指數及發炎指標都有非常顯著的改善，甚至對於類風濕性關節炎可能造成的骨質破壞也有明顯的抑制作用，具有防止關節變形的效果。缺點是容易在停藥後，病情可能迅速復發。
使用方法	建議使用劑量為皮下注射 25mg，每週 2 次；或 50mg，每週 1 次。平均一～二週就可以看到療效。
常見副作用	局部注射部位出現過敏反應是最常見的副作用，但通常程度輕微，不需要停藥。 另外，病人有可能因為長期使用恩博，而影響了對感染與腫瘤的免疫力，尤其是對抗結核菌的抵抗力，甚至可能引發其他的自體免疫疾病。不過，這個部分仍有待臨床研究繼續追蹤、探討其安全性。

2 **復邁**：是一個全人類化對抗腫瘤壞死因子的單株抗體。

效用	受復邁治療後，可發現炎症急性期反應物（C‐反應蛋白與紅血球沉降率）及血清細胞激素（IL-6）的濃度會快速降低。而可造成軟骨破壞的細胞基質蛋白酵素（Matrix metalloproteinases，MMP-1 及 MMP-3）的血清濃度也會在投予復邁後降低。 類風濕性關節炎的病患常會有輕度至中度的貧血、淋巴細胞數降低，以及嗜中性白血球與血小板數量升高的問題，接受復邁治療的病患通常在慢性炎症的這些血液指標上可以獲得改善。 在皮下投予單一劑量 40 mg 的復邁至五十九位健康受試者後，復邁的吸收與分佈緩慢，平均最高血清濃度在投藥後五天到達。復邁的排除緩慢，平均最終半衰期約為 2 週（介於 10 ～ 20 天），且靜脈注射與皮下投藥後的最終半衰期相似。部分類風濕性關節炎病患關節液中的復邁濃度是復邁在血清中濃度的 31 ～ 96％。除了活體疫苗外，使用復邁的病患可以同時接受疫苗的施打。
使用方法	隔週進行皮下注射（每兩週 40mg）一次。

❸ Infliximab：是鼠、人相嵌的抗腫瘤壞死因子單株抗體，結構上有部分來源是非人類（小鼠）。目前，台灣尚未開放進口。

使用方法	使用上須每隔四～六週，施以靜脈內注射（3mg/kg 體重）。必要時，可增加劑量或縮短注射間隔。
注意事項	建議同時給予胺基甲基葉酸，以減少對藥物產生免疫抗體，因而減低療效。

❹ 欣普尼：復邁與欣普尼都是完全人類化的抗腫瘤壞死因子之卡帕單株抗體（Kappa monoclonal antibody），可以與水溶性及細胞膜上具活性之人類腫瘤壞死因子結合，而阻止腫瘤壞死因子甲與受體之結合。

效用	臨床實驗顯示，單獨使用胺基甲基葉酸的病人中達到 ACR 20 改善效果者有 49.9％，但是，使用欣普尼合併胺基甲基葉酸的病人中有高達 61.6％的患者達到 ACR 20 改善效果，兩者的效果有明顯差異。 如果是應用在僵直性脊椎炎上，依使用的藥物，將病患分為三組：分別是使用安慰劑、使用欣普尼 50mg、使用欣普尼 100mg，連續使用十四週後，其臨床反應率（ASAS 20）分別為 21.8％、59.4％、60.0％，顯示只要 50mg 的欣普尼即可產生明顯藥效。
使用方法	使用劑量是每個月施以皮下注射一次，每次 50mg。

常見副作用	包括上呼吸道感染、鼻咽喉炎、局部注射反應、潛在性肺結核風險，以及癌症風險（根據上述之應用在僵直性脊椎炎患者，發現出現兩位鱗細胞癌、五位基底細胞癌、一位赫金氏淋巴癌、四位乳癌、一位攝護腺癌等）。

5 Certolizumab：長效型人類抗腫瘤壞死因子之單株抗體，是將傳統的短效型單株抗體與聚乙烯乙二醇（Polyethyleneglycol）結合，形成 PEGylated Fab 片斷之人類抗腫瘤壞死因子的卡帕單株抗體。

使用方法	每二～四週施以皮下注射一次。

6 第 1 介白質接受體拮抗劑：第 1 介白質接受體拮抗劑（商品名 Kineret，學名 Anakinra，1990 年末出產）是一個基因重組的人類蛋白，可與第 1 介白質競爭第 1 介白質接受器，而阻斷第 1 介白質引起發炎的生物活性。台灣目前只有本人於 2004 年曾進行過人體藥物動力學實驗，結果與外國人的實驗結果差異不大，實驗結果報告已發表於國際藥物研究雜誌（Pharmacological Research）。此藥國內並未上市。

使用方法	可合併傳統疾病修飾抗風濕藥物一起使用。
常見副作用	此藥物病患耐受性良好，主要的副作用是局部注射反應，但仍比腫瘤壞死因子抑制劑少。
注意事項	此藥需要每日注射，但價格昂貴，效果卻比不上腫瘤壞死因子抑制劑是最大缺點。

7 第 6 介白質接受體單株抗體：也就是安挺樂（商品名 Actemra，學名 Tocilizumab）是以基因重組技術，製造出 90 ～ 95％的人類化抗體。

效用	安挺樂對第 6 介白質接受體具有高度親和性，可以阻斷第 6 介白質與接受體的結合，達到抑制發炎、消除腫痛，同時延緩關節破壞的作用。
	安挺樂合併胺基甲基葉酸，可用於治療成年人中度至重度的類風濕性關節炎，及曾經使用一種或一種以上的腫瘤壞死因子拮抗劑治療而反應不佳或無法耐受的患者。如果患者對胺基甲基葉酸無法耐受，安挺樂也可單獨使用於治療類風濕性關節炎。
	2005 年 6 月，安挺樂獲准使用於治療巨大淋巴結增生症（Castleman's disease）；2008 年 4 月，獲准治療類風濕性關節炎、幼年性慢性關節炎與全身型幼年性類風濕性關節炎。台灣則在 2011 年 7 月才獲准用於治療類風濕性關節炎，2013 年 1 月獲准用於治療全身型幼年性類風濕性關節炎。
使用方法	安挺樂的起始劑量是 4 mg/kg 體重，可合併胺基甲基葉酸使用或單獨給藥。每四週以點滴注射一次，每次注射時間為一小時。
	治療至第十二週，必須評估病患的 DAS28 積分（DAS28 總積分下降程度須小於或等於 1.2，或 DAS28 總積分大於 3.2 者），未達療效者，得調高劑量至 8 mg/kg 體重。然後，再繼續治療十二週後，再度評估 DAS28 總積分（必須下降程度大於或等於 1.2，或 DAS28 總積分小於 3.2），才可以繼續使用。

注意事項	如果病患出現與劑量相關的實驗室檢驗結果變化，包括肝臟酵素升高、嗜中性白血球下降或血小板計數下降等，應將劑量自 8mg/kg 體重調整為 4mg/kg 體重。
必須排除或停止使用安挺樂治療的情形	對安挺樂過敏、重度活動性感染症、心衰竭病患（New York Heart Association class IV）、懷孕或授乳婦女、未達療效，或藥物引起嚴重不良反應者。

8 第 12/23 介白質單株抗體：第 12/23 介白質皆具 P40 的次分子，Ustekinumab（Stelara，喜達諾）與 Briakinumab 都是基因重組第 12/23 介白質單株抗體。

使用方法	每三個月施以皮下注射一次（0.5ml：45mg）。
注意事項	只要打兩針，目前僅限於治療嚴重的乾癬，關於類風濕性關節炎的應用目前還在臨床實驗階段。

9 第 17 介白質單株抗體：Secukinumab（Cosentyx）是新開發的藥物，主要作用為中和第 17 介白質，目前亦僅限於治療中重度的乾癬，關於類風濕性關節炎的應用還在臨床實驗階段。

⑩ 顆粒球 - 巨噬細胞群落刺激因子接受體單株抗體： Mavrilimumab 是顆粒球 - 巨噬細胞群落刺激因子接受體的人類單株抗體，在對類風濕性關節炎病人的臨床實驗中（**皮下注射，每兩週注射 50mg**）有明顯效果，且副作用少。雖然目前還未正式應用於類風濕性關節炎上，但可預見未來的治療路上又多了一個有力的生力軍。

BOX　　　CTLA-4 可促進 T 細胞的活化

　　T 淋巴球的活化需要人類主要組織相容複合體（Major histocompatibility complex，MHC）與 T 細胞表面的接受器（T cell receptor）結合，也需要抗原呈現細胞（Antigen presenting cell）的 CD 80/86 分子與 T 細胞表面的 CD 28 分子結合，才能促使 T 細胞活化。

　　CTLA-4 為自然產生的抑制分子，比起 CD 28，對於 CD 80/86 親和性更高，因而可選擇性調控 T 細胞的活化。

11 Abatacept（恩瑞舒，Orencia）：為重組的合成蛋白，包括細胞毒殺 T 淋巴球 - 連結抗原 -4（Cytotoxic T lymphocyte-associated antigen-4，CTLA-4）的細胞外部分及第 1 G 型免疫球蛋白的 Fc 部分，是新一代的生物製劑，針對細胞表面活化分子的抑制劑，包括針對 T 細胞的 Abatacept 及針對 B 細胞的 Rituximab，通常用於對胺基甲基葉酸無效，且又對腫瘤壞死因子抑制劑療效不佳的病患。

效用	此藥物的治療效果不錯，可以減少影像學上的關節破壞，對於腫瘤壞死因子抑制劑療效不佳的患者，仍然具有一定的療效。
注意事項	不宜與腫瘤壞死因子抑制劑合併使用，臨床實驗顯示會因而增加嚴重感染的發生率。

12 Rituximab（莫須瘤，Mabthera）：為 B 淋巴球抑制藥物，是一種半獸半人的單株抗體，對抗標的是帶有 CD 20 的 B 細胞，臨床上的效力也進一步證實 B 細胞在類風濕性關節炎的致病機轉扮演著重要的角色，CD 20 不會表現於幹細胞與漿細胞（Plasma cell）。

效用	透過此藥物，可除去週邊血液的 B 細胞，並使免疫球蛋白適度下降，但不會明顯增加感染的機會。
使用方法	使用劑量為 1000mg 進行相隔二週的靜脈內注射，可於注射時合併靜脈注射的類固醇，以減輕藥物輸注反應。

13 **口服激酶抑制劑**：Tofacitinib（商品名 Xeljanz）是口服 Janus 第三激酶酵素（Janus kinase 3）抑制劑，可干擾 JAK-STAT 細胞內訊息傳導，並影響發炎性細胞激素（包括第 6、12、15、21、23 介白質）DNA 轉錄及下游發炎介質的生成。

美國食品藥物管理局已於 2012 年 11 月核准 Tofacitinib 可用於治療類風濕性關節炎。目前，台灣亦即將上市。

使用方法	口服使用，病人可以避免打針之苦。
常見副作用	血脂上升與白血球下降。

四、其他治療方式

　　病痛會帶給患者相當大的折磨，不管是身體或心理，藥物、手術治療等醫學技術能治療的是病患的身體病痛，但心理上的壓力與抑鬱則需要醫學人員、家人及朋友更多的支持，此外，生活上，他們也需要更多的貼心幫助。有大家的同理心對待，類風濕性關節炎的患者一定會更有勇氣與毅力面對一切。

心理支持性治療

　　關節腫痛、外貌改變、行動不便、變形殘廢、工作喪失、經濟損失、依賴他人、生活無法自理、親友間關係改變、社交娛樂活動終止等諸多因素，不可避免會帶給類風濕性關節炎患者巨大且持續的精神壓力。

　　病人渴望治療，卻又擔心永無止境的一發不可收拾。而藥物的副作用或對藥物效果信心不足，再再加重了病人心理上的負擔抑鬱與沮喪是類風濕性關節炎患者最常見的精神症狀，嚴重的抑鬱、沮喪、失眠都會強化關節的疼痛，甚至讓患者放棄繼續治療。

　　因此，在積極進行藥物治療的同時，也必須注意類風濕性關節炎病人的心理支持性治療。在給予患者足夠的心理支持方面，醫護人員與家人均責無旁貸，都扮演著非常重要的角色，必須隨時多鼓勵病人、多解說病情、多灌輸患者正面的思想。

復健治療

對於急性期，關節劇烈腫痛或伴有全身症狀的患者應該力薦休息，且休息要徹底，有必要的話，住院臥床也無不可。

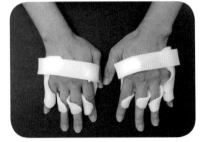

平時則要注意保護關節勿受外力撞擊，且保持關節於功能位置，必要時，可以薄夾板或輕巧的副木加以固定，以防關節畸形。

在病情允許的情況下，要進行被動與主動的關節活動度訓練，以防止肌肉萎縮。對於緩解期的患者，在不會令患者感到不適的前提下，可於復健科醫師的指導下進行治療性運動，以幫助恢復體能。此外，**急性期要冰敷，慢性期（超過三天）要熱敷，是基本原則。**

外科治療

外科手術並不能根治類風濕性關節炎，施以手術的目的是為了防止類風濕性關節炎患者關節的破壞，及矯正影響外觀或功能的關節畸形，以改善患者生活品質。類風濕性關節炎常見的外科手術治療包括：滑膜切除術、人工關節置換術、其他軟組織修復手術、關節融合術等。

◎滑膜切除術

　　患者經過積極的內科治療後，仍有關節腫脹、疼痛，且滑膜肥厚、X光影像顯示關節軟骨已受到侵犯的情況，如果患者的病情相對穩定，受累關節比較侷限，此時，為防止關節的進一步破壞，可以考慮施予滑膜切除術。目前，多透過關節鏡進行滑膜切除，手術創傷小且術後復原較快。

　　經過滑膜切除術後，關節疼痛予腫脹的狀況多半可以獲得暫時舒解，但療效常常無法持久，主要是因為殘留的滑膜會迅速增生，再度對關節軟骨產生侵蝕作用。

　　由於斬草無法除根，自然春風（病因未除）吹又生。因此，滑膜切除術僅是對少數關節炎的救急行為，並無法一勞永逸。

◎人工關節置換術

　　這是一種挽救關節畸形與恢復關節功能的手術。髖、膝關節是目前臨床上置換最多的關節，其術後十年以上的成功率可以達到90%以上。至於指、肘、腕及肩關節因為不是負重關節，大多數的患者透過滑膜切除術或其他矯形手術協助治療即可，不一定要置換關節。

◎其他軟組織修護手術

　　類風濕性關節炎除了骨關節畸形與關節內粘連所造成的關節畸形外，關節囊及周圍肌肉、肌腱等軟組織的萎縮也會造成關節的畸形，因此，包括關節囊剝離術、關節囊切開術、肌腱鬆解或延長術等所謂關節鬆解術也都可以幫忙類風濕性關節炎病人減輕痛苦或恢復部分功能。

　　這類手術中，以肌腱手術在手部應用最為廣泛，在進行人工關節置換術時，也常需要採用軟組織鬆解的方法來矯正畸形問題。另外，腕道症候群也常用腕橫韌帶切開減壓術來減輕正中神經的壓迫。而滑囊炎可見於類風濕性關節炎的肩、髖關節等處，如果經過保守治療後無效，就需要進行手術切除。

　　膕窩囊腫則較常見於慢性膝關節炎，偶爾也需要進行手術治療。類風濕結節一般多見於疾病的活躍期，很少需進行手術切除，只有結節較大、有疼痛症狀或影響功能時，才需要手術切除。

◎關節融合術

　　近年來，隨著人工關節置換術的成功應用，關節融合術已經很少使用了，但對於晚期關節炎患者、關節破壞嚴重、關節不穩的患者，仍然可以施行關節融合術。

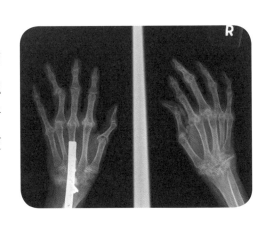

當關節間的軟骨已磨損殆盡，並因極度疼痛而影響功能，經保守療法亦無法緩解時，手術的介入應是最後的手段。

除關節置換術，另一即為關節融合術。前者術後保留較大的活動度，但相對因活動度大，造成人工關節磨損及鬆脫的機率也大。關節融合手術則如其名，就是把關節融合固定起來，讓關節的活動度完全消失，在沒有相對磨損的情況下使疼痛不再產生。

其他療養方法

◎避免遭寒，隨時保持溫暖

類風濕性關節炎患者對氣候的變化相當敏感，受到陰天、下雨、颱風或寒冷、潮濕的刺激時，關節局部的腫脹與疼痛就會加重。甚至，有些患者的病情變化與季節變化相關，因此要特別注意氣候、季節對疾病的影響，隨時注意避寒及保暖。

◎關節腔內注射玻尿酸

關節腔內注射玻尿酸的療法基本上是用於非發炎性關節炎，如退化性膝關節炎的病人，症狀輕微且其他保守療法無效時，可以考慮使用這種療法。但並不適用於所有的關節炎病患，如果已出現明顯的關節間隙消失或是骨骼磨損破壞的話，便不建議使用玻尿酸療法。

玻尿酸是關節軟骨細胞外基質重要的成分之一，是由 N- 乙醯神經氨酸（N-Acetylneuraminic Acid）與葡萄糖醛酸（Glucuronic acid）所組成的長鏈多醣分子，是哺乳動物組織中含量最豐富的醣胺多醣（Glycosaminoglycans），在軟骨、結締組織及皮膚中的濃度都相當高，而人體內最大的儲存處是可動關節的關節液。

BOX　　　　　　　　　　玻尿酸的發展

　　1942 年時，安德魯‧巴拉茲（Endre Balazs）首先在糕點中加入玻尿酸取代蛋白，並持續研究玻尿酸的應用。

　　在關節內注射玻尿酸則是巴拉茲在 1970 年提出的黏性補充（Viscosupplementation）的概念——藉由外來的玻尿酸補充關節內因發炎而減少產量，或減弱功能的內生性玻尿酸（Hyaluronan）。1970 年代，巴拉茲的研究團隊研發出第一代低分子量玻尿酸，稱為 NIF-NaHA（Non-inflammatory fraction of sodium hyaluronan），早期的代表性產品是 Healon（主要用於眼科）與 Hylartil-Vet（為動物用藥）。

　　專門使用於人類關節的關節內玻尿酸注射液則到了 1980 年代才被研發出來，此種玻尿酸屬於低分子量，約 50 萬～120 萬道爾頓（Dalton）。巴拉茲認為理想的玻尿酸關節內注射液應該要有較高的黏性及較長的存續時間，較高的黏性可以提供關節更好的潤滑及吸收震動的效果，較長的存續時間可以給與關節更長時間的保護。

　　1990 年代，巴拉茲終於成功研發出了第二代高分子量玻尿酸（Hylan），並被應用在治療關節炎上，高分子量玻尿酸關節內注射液與人體內生玻尿酸物理能效最為相似，分子量同為 600 萬道爾頓，外觀很黏稠，確實具有高度黏性及較長的存續時間。

在關節腔內，玻尿酸主要是由關節滑膜纖維母細胞所製造。在類風濕性關節炎病人的關節液中，因去聚合作用（Depolymerization）的關係，玻尿酸的分子量及黏性（Viscosity）都降低了，以致潤滑作用也降低，這可能就是造成關節炎惡化的重要因素之一。

· **效用**：有研究指出，若將高分子量的玻尿酸注射到關節腔內，那麼玻尿酸分子將會附著到關節軟骨表面，產生保護軟骨的效用，至於整體療效的評估，包含疼痛指數、疼痛頻率與發炎指數等，則因不明原因而有明顯的個體差異。

玻尿酸注射治療對於初期的膝蓋退化性關節炎患者的確具有顯著的療效，安全性高、副作用少且輕微。

· **使用方法**：目前，健保對玻尿酸使用於退化性關節炎的治療規範相當嚴格，患者必須經過復健或其他藥物治療六個月無效，且未達置換人工關節的嚴重程度，還有年齡必須超過 60 歲，健保才會給付。

玻尿酸每週注射一次，一個療程共打 5 次。新型的玻尿酸有一個療程施打 3 次的劑型。

◎富含血小板血漿關節內注射（PRP 增生療法）

富含血小板血漿（Platelet-rich plasma，PRP）關節內注射是近來興起的一種治療退化性關節炎的方式，基本概念使利用自體血液中的生長因子或藉由刺激關節滑膜細胞分泌玻尿酸，嘗試修

補自體組織。

· **效用**：根據一項對 100 位病人的 115 個關節進行注射富含血小板血漿（PRP）的研究顯示，具有減輕疼痛、增強功能的作用，且至少能維持六個月，甚至可持續一年的效果，並且沒有特別的副作用。

· **使用方法**：將自己的靜脈血抽出約 150cc，經兩次離心後，自其中析離出富含血小板之自體血漿，然後再將此濃縮血漿約 5cc 注射回自己的關節中。

· **優點**：與關節內注射玻尿酸比較起來，注射富含血小板血漿的優勢包括：（1）來源更天然（由雞冠萃取玻尿酸轉為自體血液萃取，更安全而環保），（2）注射頻率較少。

· **缺點**：（1）屬於自費項目，且費用昂貴；（2）生長因子代謝快（常短於一小時），效果堪慮；（3）無雙盲對照組臨床實驗，療效受到質疑。基於上述缺點，目前這項療法不屬於正規療法的範圍。

◎幹細胞治療

理論上，幹細胞具有再生能力，間質幹細胞更可分化為軟骨細胞，因此擁有治療類風濕性關節炎的潛力，甚至可能達到修補破壞組織的最高境界。間質幹細胞可分泌轉型生長因子（TGF β）與第 10 介白質，並誘發調節型 T 細胞（Treg），進而抑制免疫細胞功能。

本人的實驗室也正進行利用人類臍帶幹細胞做治療類風濕性關節炎的研究，證明在發炎狀態下，幹細胞的再生能力會受到抑制，但若合併使用抗發炎生物製劑，則可發揮軟骨的再生能力。

研究還發現，幹細胞如果帶有某些標記，如 CD146 的話，確實可以回流至軟骨部位，並促進軟骨細胞再生，這一點應該是這個領域未來重要的發展方向，也希望有朝一日能實際用於類風濕性關節炎病人，並獲得預期修復的效果。

五、類風濕性關節炎的影響與預後

許多已發表的文獻都指出，類風濕性關節炎患者的存活時間普遍較一般人短，一般來說，類風濕性關節炎患者的存活時間較普通人約少了三～七年。

這類病患之所以會有較高的死亡率與較短的存活率須歸因於感染、腎臟、肺臟及胃腸等併發症，其中最主要的致死原因是心臟血管疾病的病變，高占致死原因的 50％以上。

影響類風濕性關節炎患者存活時間縮短的指標包括：侵犯關節數過多、年齡較大、教育程度較低、有明顯的功能喪失及同時合併心血管疾病等。

類風濕性關節炎患者的存活時間依其受侵犯關節數而定，若受到侵犯的關節極多，其五年存活率可驟降至 40 ～ 60％。

　　類風濕性關節炎會對人體結構造成顯著的破壞，尤其是肌肉骨骼系統，究其原因，可能與細胞激素分泌增加、患者常處於高度代謝狀態有關。當病情嚴重時，患者體重會下降、胃口變差，出現惡體質的形狀（**代表因疾病引起的體重減輕以及肌肉量減少，呈現衰落的狀態，通常為癌症等嚴重疾病引起的併發症**），預後自然也會比較差。研究報告指出，類風濕性關節炎合併網狀內皮系統惡性腫瘤的機會較高，但整體而言，有關惡性腫瘤的發生率是否會增加，則莫衷一是。

　　從另外的角度來看，損害人體的兇手除了疾病本身外，用於治療的藥物也是原因之一。例如使用止痛消炎藥的患者，發生消化道潰瘍的機會較一般人高出四～六倍之多，發生出血或穿孔等嚴重併發症的機會也有 4% 左右；使用其他如類固醇或疾病修飾抗風濕藥物等藥物也可能導致各類副作用，在積極治療類風濕性關節炎的同時也增加了個人及整個社會的負擔。

　　可幸的是，醫療進步，無論是觀念或實質的治療方法都推陳出新，因此患者都能夠受到比較好且適當的醫療照顧與處置，治療所衍生的副作用也越來越減少了。

第4章 類風濕性關節炎與其他疾病的關係

類風濕性關節炎是種頑強且長期的疾病，最直接的影響便是全身大小關節的紅腫熱痛與行動維艱，但這方面的影響並不會造成立即性的生命危險，但是此病對於其他器官組織，如心血管、肺部的影響，反而令人驚心。

譬如心臟方面，美國醫學界發現類風濕性關節炎患者若發作心臟病，出現心臟衰竭的機會及死亡率都比正常人高出不少，換句話說，其心臟病發作的風險幾乎無可避免地明顯提高！因此，減低其他可能引發心臟病的危險因子是這類病人應該注意的，千萬不要讓不良的生活習慣火上澆油，增加罹患心臟病的機率。

除了心臟病外，這類患者罹癌的機會也較一般人高，尤其是淋巴癌與肺支氣管肺泡癌。而修格連症候群（乾燥症）也是這類病患的一大困擾，尤其是此症引起的眼睛乾澀令人非常苦惱。

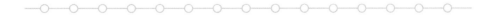

一、類風濕性關節炎與心臟病

　　美國明尼蘇達州梅約診所的 Kremers 醫師研究發現，類風濕性關節炎患者一旦心臟病發作，發生心臟衰竭的機會比正常人多出 25％，死亡比率也高出 75％之多。

　　瑞典環境醫學院博士生 Gunnarsson 的研究也指出，類風濕性關節炎患者心臟病發作的機會是正常人的兩倍，尤其是在剛確診有類風濕性關節炎之初。美國匹茲堡大學的助理教授 Kimberly Liang 也發現，類風濕性關節炎患者因為心室硬化造成心臟衰竭的機會也比正常人高。

　　2010 年 12 月出刊的《美國內科醫學期刊》（Journal of Internal Medicine）發表最新研究，指出確診為類風濕性關節炎一年後，心臟病發作的風險會顯著增加。

併發心血管病變的速度加快

　　瑞典斯德哥爾摩 Karolinska 協會的 Marie Holmqvist 與同事們追蹤 7,469 位在 1995 ～ 2006 年間（約十二年）被診斷出患有類風濕性關節炎的患者，並與 37,024 位沒有罹患類風濕性關節炎的人做比較，發現相較於沒患有類風濕性關節炎的人來說，類風濕性關節炎患者在確診後的一年，心臟病發作的風險增加了 60％、缺血性心臟病的風險則增加 50％。Holmqvist 表示，他們的研究提醒臨床醫生要特別注意類風濕性關節炎患者的心臟問題，尤其是心臟病發作，必須特別留意監督。

美國杜克大學的風濕病學科主任 David Pisetsky 醫師也表示，他們在很久以前就已經知道，類風濕性關節炎與其他發炎性疾病患者的心血管病變風險會增加，但 Holmqvist 的研究告訴我們這項風險發生得有多快，幾乎是在診斷一出來時，風險就開始提高。

◎引發高度心血管病變的原因

究竟是什麼因素，讓類風濕性關節炎患者出現較高的心臟病發作機會？

1. 與血脂無關：2013 年 8 月發表於《Arthritis Care & Research》的文章指出，研究 2,005 位類風濕性關節炎病人的結果發現，病患血中總膽固醇量、低密度脂蛋白都較一般人為低，高密度脂蛋白則無差別，由此可以推論，心臟病發作的原因應該與血脂無關。

2. 與類風濕性關節炎的治療用藥無關：2013 年 6 月，林德・哈德森醫師在《Annals of Rheumatic Disease》發表報告指出，類風濕性關節炎患者使用非類固醇抗炎藥比非類風濕性關節炎患者有較低的心臟血管病變發生率，似乎也顯示心臟病發作的原因與藥物無關。

3. 只有類風濕因子反應呈現陽性時，年齡因素才會影響心血管病變：2013 年 7 月，美國明尼蘇達州的克勞森醫師在《A&R》（Arthritis& Rheumatology）發表報告指出，在其追蹤的 563 位類風濕性關節炎患者（追蹤時間 8.2 年）中，有 98 位病人發生心臟血管病變，其中如果類風濕因子為陽性，則年齡增加是影響心

臟血管病變的重要因素，但類風濕因子若是陰性，則年齡增長不會增加心臟血管病變的機率。

4. 類風濕性關節炎在患者體內持續的發炎反應才是導致心血管病變的元兇：心臟病發作風險提高的真正原因可能來自類風濕性關節炎在體內持續的發炎反應，由於關節炎的活性低，如果沒發現有發炎反應，很可能只是沒測到而已，並不代表完全沒有。這類低度發炎反應所刺激的細胞激素會影響血管內皮細胞功能，加速動脈硬化，造成心血管疾病。雖然無法確認疾病的活性究竟要多低，才不會影響血管壁細胞的發炎反應，甚至發炎反應可能在類風濕性關節炎症狀發生前就已經出現了，因此當患者去給醫生診斷時，身體其實已經有發炎反應了，心臟病的風險自然也就早已開始提高了。

◎生活中可能引發心血管病變的風險因子

既然已經知道一旦罹患類風濕性關節炎，心臟病的風險就會相對提高，病患本身就應該多注意生活上是否有提高心血管疾病風險的因子。

1. 抽菸：類風濕性關節炎患者不應該抽菸。

2. 體重過重：有體重過重問題的患者要馬上減重，並要勤做運動。

為了預防心臟病發作，類風濕性關節炎患者應該更注意維持血脂肪與血壓正常，並且生活起居要正常、規律。

二、類風濕性關節炎與癌症

類風濕性關節炎與癌症的關係一直深受矚目，一般印象中皆認為罹患類風濕性關節炎會增加罹癌的機會，尤其是淋巴癌，且多為 B 細胞淋巴癌。

有研究報告指出，類風濕性關節炎病人罹患淋巴癌（腫瘤病變，也就是淋巴肉芽腫，多見於淋巴腺與具大量淋巴組織的器官，如脾臟等，主要侵犯淋巴結，尤其以頸部最為常見，可分為何杰金氏症〔 Hodgkin's disease 〕與非何杰金氏症〔 Non-Hodgkin's Disease 〕兩類）及白血病的機率是正常人的二～三倍，與使用免疫抑制劑等藥物無關。

在台灣 90%以上的淋巴癌都是非何杰金氏症，尤其近十年來的發生率急速增加，已在癌症死亡率排名榜上高據第九位。由於診斷及醫療的進步，淋巴癌的治療效果不斷提升，甚至可以根治。另外，也有報告指出，類風濕性關節炎病患肺部間質纖維化的增加，也可能會增加罹患肺癌的機率，尤其是肺支氣管肺泡癌。

比較正面的訊息是類風濕性關節炎病人得到胃腸道癌的機率似乎比正常人還低。有證據顯示，非類固醇抗炎藥（如希樂葆）可降低大腸息肉的產生，或許就是這個原因讓類風濕性關節炎患者罹患胃腸道癌的機率降低。近年來，也有研究顯示，腫瘤壞死因子抑制劑可能會增加實質固態腫瘤發生的機會，尤其是恩博併用癌德星錠時，但是這項影響非常輕微。

三、類風濕性關節炎與乾燥症

15 ～ 20％的類風濕性關節炎病人會合併修格連症候群，也就是乾燥症，甚至有高達 40％的患者會有眼睛乾澀的症狀。

減輕眼睛乾澀的方法

1.
維持正常的生活起居，避免熬夜，保持充足的睡眠。

2.
避免用眼過度，尤其是長時間使用電腦或監看電視螢幕者，建議每隔一小時，至少休息數分鐘，眺望遠方或閉目養神。

3.
閱讀、用電腦時，光線一定要充足，以減輕眼睛負擔。

4.
工作中偶爾做做眨眼運動，或是輕輕按揉眼眶，皆有助於改善眼睛的乾澀情形，每次約 3 ～ 5 分鐘。

5.
利用熱敷的方式來舒緩眼睛的疲勞。準備一杯熱水，以杯中水蒸氣薰蒸眼部，或準備一條熱毛巾，對眼睛做適當的熱敷。

6.
避免或減少配戴隱形眼鏡的時間，可防止眼球摩擦。

7.
葉黃素對眼睛黃斑區病變具有改善功效，可適時補充。

8.
眼睛極度乾澀時，應馬上至眼科醫師處就診，尋求專業治療。

9.
多吃綠色蔬果，補充對眼睛健康有幫助的維生素 A、C、E 等。

10.
適時使用生理食鹽水或人工淚液，可保持眼球的濕潤。

四、類風濕性關節炎是否能生育？

類風濕性關節炎患者多為正值適婚年齡的女性，因此患者能否結婚、懷孕，以及懷孕對疾病及胎兒的影響，都是病人非常關心的問題。

婚姻無礙，獲得理解與支持最好

2013 年，波斯尼亞有一篇比較類風濕性關節炎病人與正常健康者（皆為 30 ～ 60 歲女性）性功能異常比率的研究報告，結果顯示前者佔 93.7％（97/104），後者佔 64.6％（53/82），該研究認為其差異可能是因為類風濕性關節炎病患有沮喪等情緒問題者較多。

禁止類風濕性關節炎病人結婚是完全沒有理由的，應該用積極的態度來處理婚姻與妊娠問題。但是，仍建議婚前應讓另一半瞭解自己的病況，獲得對方的充分理解及支持較理想。

生產經驗有助於降低發生的機率

有報告指出，未曾生產過的婦女會增加得到類風濕性關節炎的機會，曾經懷孕過，得到類風濕性關節炎的機會立即減半，顯見懷孕有保護女性不罹患類風濕性關節炎的作用。

一項追蹤 31,000 位 55 ～ 69 歲的女性長達 11 年的大型研究顯示，唯一與類風濕性關節炎相關的婦科因素是多囊性卵巢；另

外，也有研究顯示經期不規則及初經過早也會增加得類風濕性關節炎的機會，而停經較晚（51 歲後）則似乎反而對女性有保護的作用。

能否餵奶也是常被提起的重要議題。一項大型研究顯示，懷孕婦女增加餵奶時間，對類風濕性關節炎也有保護作用。研究顯示，婦女餵奶時間超過 12 個月，體內的可體松就會明顯上升，這可能就是婦女在餵奶期間比較不會受到類風濕性關節炎侵犯的原因。

但是，也有研究顯示，餵奶時間越長或生產次數越多，類風濕性關節炎的病情會越加嚴重，這方面的討論所牽涉的因素實在太多，截至目前為止，各種說法莫衷一是。

早期類風濕性關節炎患者大多都能成功地從陰道分娩，但是分娩過程對患者來說，實在是一個很大的負擔，因此，有打算要懷孕的患者必須事先做好各種準備，而醫務人員也更應加倍關心，並加強對患者進行身心輔導。尤其類風濕性關節炎的發展也可能受到肥胖影響，所以合理減重應是正確的方向。

（延伸閱讀 P.235 口服避孕藥對類風濕性關節炎的病程有無影響？）
（延伸閱讀 P.236 哺乳時間長短對類風濕性關節炎有無影響？）

第 3 篇 生活照護與日常保健

　　類風濕性關節炎雖然無法根治，但只要養成規律運動的習慣、保持適當休息與充足的睡眠，以及健康均衡的飲食，並禁絕熬夜、抽菸、飲酒等不良習慣，再加上醫療、復健與家人的支持，也可以達到很不錯的療效。

第 1 章 類風濕性關節炎的最佳保健飲食

俗話說：「藥補不如食補」，中國人素來講究「食補」，隨著節令不同都有不同的補品，但是傳統上，如八珍、十全、薑母鴨、麻油雞等補湯、補品並不適合類風濕性關節炎患者食用，多吃無益，反倒有礙。

新的食補觀念是鼓勵大家吃新鮮、多種類的蔬果、使用橄欖油等優質油品、補充富含 Omega-3 的深海魚類，並且少吃紅肉等易造成身體負擔的食物；烹調上則強調少油、少鹽，口味以清淡為主。

建立正確的飲食管理，充分攝取營養均衡且多樣化的天然食物、避開會引起發炎或造成身體負擔的食物，才是最聰明的飲食保健之道，身體才能少負擔、多健康。常吃好的食物雖然能幫助我們強健體質、儲存健康好本錢，但懂得忌口、避開不好的食物，才能幫助身體不遭受病痛威脅！

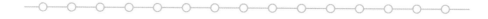

一、正確的飲食保健法則

執行禁食／素食飲食計畫

《科學報導》（Nutrition and Dietary Supplements 2012;4：1-15）指出，如果連續七～十天只喝清湯、花草茶、大蒜（**直接食用大蒜**）、蔬菜湯，吃水煮馬鈴薯與芹菜，飲用胡蘿蔔汁、甜菜汁與芹菜汁等，並且每日只攝取大約維持 800 ～ 1200 千卡的熱量，之後再進行為期一年的素食飲食計劃，即可有效緩解類風濕性關節炎的病情。

禁食／素食（Fasting/vegetarian diet）飲食計畫只需要四週時間，即可讓患者的關節疼痛數、腫脹數、疼痛指數、晨僵時間、握力、紅血球沉降速率、C- 反應蛋白、白血球數及健康評測問卷指數等都有明顯的進步，即使停止計畫後一年間，效果依然會持續。

採行地中海飲食法則

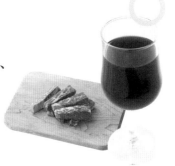

包含豐富的植物性食物（**如水果、蔬菜、堅果、豆類、種子**）、魚類與家禽肉，以及少量的乳酪、紅肉與酒，主要的脂肪來源是橄欖油。

地中海飲食（The mediterranean diet）富含 Omega-3 多元不飽和脂肪酸、油酸（單元不飽和脂肪酸）、植化素及未加工的醣類，這類食物已經被證實可抗發炎，並且能夠有效降低類風濕性關節炎的病痛與死亡率。

實行元素飲食

元素飲食（Elmental diet）包含重要的胺基酸、葡萄醣、維生素與微量元素等營養素所組成，其營養成分均衡，易溶於水，且為極低渣飲食，此種飲食大多經由飲用或鼻灌，進入腸道中極易消化且很快被吸收，臨床上僅能作為暫時性的飲食治療，且對於功效的意見分歧。

多攝取 Omega-3 多元不飽和脂肪酸

由 20 個碳原子構成脂肪酸分子的 20 碳酸（Eicosanoids）在發炎的調節中扮演著非常重要的角色。

20 碳酸的來源如果是 Omega-6（如花生四烯酸）是比較不好的 20 碳酸，在陸生動物脂肪裡的含量較高，普遍存在於牛、豬、奶、蛋裡，會製造壞的前列腺素（PGE2、PGF2），並產生發炎現象。但 20 碳酸的來源如果是 Omega-3（如 EPA、DHA）的多元不飽和脂肪酸，則具有抗發炎的作用。典型的

西方飲食中，Omega-6 的比例較 Omega-3 高，因此對發炎性疾病會比較不好。

多食寒帶的深海魚

　　魚油富含多元不飽和脂肪酸 EPA（Eicosapentaenoic acid）及 DHA（Docosahexaenoic acid），具有能夠抵消前列腺素刺激發炎的作用，已知至少有六篇雙盲研究（**研究與被研究者皆不知自己服用何藥，以免產生偏見**）證實每日攝取 6～10g 的魚油或每天攝取 3g 的 EPA 及 DHA，對類風濕性關節炎相當有效。

　　油脂肥厚的鮪魚、鮭魚、鯖魚、鯡魚、秋刀魚、烏魚、石斑魚、白鯧魚、牡蠣及沙丁魚等都含有豐富的 EPA 與 DHA；而較瘦的魚（**如鱈魚**），因為脂肪都藏在肝臟中，所以 EPA 及 DHA 的含量較少。就同等量的魚肉來看 EPA 及 DHA 的含量，如果鱈魚為 1，則鮭魚是 5、鯖魚是 10。一般市售的魚油膠囊，每 1g 中就有 300mg 的 EPA 與 DHA，而許多研究報告都認為魚油（**其實是 Omega-3**）能夠有效減輕類風濕性關節炎的發炎症狀。

補充維生素

　　有研究建議，缺乏某些維生素或礦物質——尤其是維生素 B、E 與葉酸，有可能會導致關節炎，不過目前的證據還不夠充分。

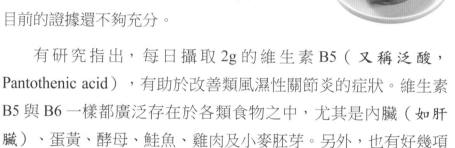

　　有研究指出，每日攝取 2g 的維生素 B5（**又稱泛酸，**Pantothenic acid），有助於改善類風濕性關節炎的症狀。維生素 B5 與 B6 一樣都廣泛存在於各類食物之中，尤其是內臟（**如肝臟**）、蛋黃、酵母、鮭魚、雞肉及小麥胚芽。另外，也有好幾項研究指出，每日攝取 400 個國際單位的維生素 E 可以紓解關節炎的症狀，同時還可以預防心血管疾病。

　　一篇雙盲研究報告指出，每日攝取 1200 個國際單位的維生素 E 可以改善類風濕性關節炎。維生素 E 的最佳天然來源包括小麥胚芽、小麥胚芽油、玉米油、黃豆油及葵花油。建議每日最佳的補充劑量是 400 ～ 800 個國際單位。

　　除了維生素 B5、E 之外，人體也很常缺乏葉酸（Folic acid），尤其是患有慢性病、關節炎、貧血、長期服用藥物的病人。研究指出，每日攝取 1mg 的葉酸補充劑，有助於改善上述症狀。而葉酸最佳的食物來源是釀酒用酵母、綠色蔬菜（**如菠菜、蘆筍與**

綠花椰菜）、扁豆及豆莢等。

均衡飲食及健康的飲食習慣是人體攝取維生素的最理想方式。不過，話說回來，要每天都能夠完全符合健康的飲食習慣，對現代人來說，並不容易，所以適當補充綜合維生素是值得推薦的良方。

補充抗氧化劑

關節發炎的病人，由於體內產生過多的自由基，所以需要比較多的抗氧化劑，因此，補充抗氧化劑，如維生素 A、C、E 與活化抗氧化劑（Superoxide dimutase，SOD）、Glutathione（穀胱甘肽）等藥物，可能有助於病情改善。

類風濕性關節炎病人通常銅的含量不足。銅是活化抗氧化劑（SOD）的成分之一，而活化抗氧化劑具有抗發炎的效果。一篇單盲實驗（僅被研究者不知自己服用的是何種藥物）指出每日攝取 1 ～ 3mg 的銅，對類風濕性關節炎有驚奇的改善效果。

另外，也有研究報告指出，類風濕性關節炎患者也少硒，所以只要攝取硒（Selenium），即可以改善骨關節炎的症狀。硒的最佳來源是龍蝦、堅果、蒜頭、全穀物。

多吃薑與銀杏等有益健康的食物

每日攝取 6 ～ 50 克的薑，可以有效抑制前列腺素，其作用就像消炎止痛藥物，可以減少發炎的反應，但卻沒有消炎止痛藥的副作用。

銀杏是銀杏葉提煉萃取出來的，主要功用為增加血液循環、抑制發炎反應，但目前還沒有足夠的證據證明可以治療關節炎。必須注意的是，銀杏也可以抑制血小板的凝集能力，所以不可以與阿斯匹靈等抗血小板藥物一起服用，以免容易出血。

除了薑、銀杏外，每日攝取大量的乳酸菌對類風濕性關節炎症狀應該也有減輕的作用，不過關於乳酸菌的作用還需要更多測試來證明。此外，花椰菜、甘藍菜對健康也很有益，不妨多多食用。

補充膠原蛋白、葡萄糖胺與軟骨素

膠原蛋白（Collagen）是正常軟骨的成分之一，嘗試使用第二型膠原蛋白治療類風濕性關節炎，結果顯示幾乎完全沒有副作用，而且可以減輕關節的發炎與疼痛。但是並沒有證據顯示，直接食用動物的軟骨或鯊魚軟骨，也可以減少關節發炎。

葡萄糖胺（Glucosamine）也是軟骨的主要成分之一，引發

骨關節炎最主要的原因就是軟骨遭到破壞。目前，已有許多大型的研究證實，口服葡萄糖胺（每日 1500mg）或同類製劑，可以減輕骨關節炎的症狀及軟骨破壞的速度。有四篇隨機實驗報告證實，連續 150 ～ 180 天，每日服用軟骨素（Chondroitin）1200mg，減輕骨關節炎的症狀達 50% 之多。

2001 年 1 月的《Lancet》期刊也證實了連續三年，每日攝取 1500mg 的葡萄糖胺，可以幫助骨關節炎減輕 20 ～ 25% 的症狀，而且與連續三年服用安慰劑造成膝關節寬度減少 0.31mm 的結果相較，連續三年服用葡萄糖胺的人，膝關節寬度完全沒有減少。

少量飲酒

2013 年 7 月，風濕科領域中最具指標性地位的雜誌——《Ann Rheum Dis》發表了一篇研究報告，該研究收集了 1946 ～ 2013 年八個前瞻性研究的 195,029 位參加者並分析飲酒量與類風濕性關節炎的關係，其中有 1,878 位是類風濕性關節炎病人，顯示小（每日 3g）至中量（每日 30g）的飲酒，可減少類風濕性關節炎的發生，女性可減少 19% 類風濕性關節炎的發生。若不論性別，則小至中量的飲酒逾十年，可減少 17% 類風濕性關節炎的發生。

施行排除法飲食

　　所謂的排除法飲食（Exclusion diet）即是將所有會造成關節疼痛、僵硬、不舒服的食物都排除。根據 Darlington 醫師的研究，穀類食品是最常被抱怨的，50％的受試病人都感覺玉米與麥類製品會引發類風濕性關節炎的症狀，其他還包括豬肉、羊肉、乳製品、蛋、部分水果、花生、咖啡及醬油。

　　有益的飲食，人云亦云，姑妄聽之，若無傷大雅，或可一試，效果則如人飲水，冷暖自知。另一方面，我們可做的是挑出有害飲食，老死不相往來，以趨吉避凶。

　　飲食、營養及減重已清楚顯示對類風濕性關節炎的影響，雖然有待更嚴謹的研究進一步證實，但一些已知的知識仍足以讓我們趨吉避凶，追尋更安適的生活。

二、類風濕性關節炎患者的飲食須知

1. 禁吃中藥補品：四物湯、中將湯、當歸、八珍、十全、黃耆等補品盡量不要吃，簡單地說，就是沒必要就少補。

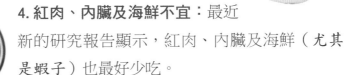

2. 少吃薑母鴨、羊肉爐等：這類食物大部分都有放調養的補藥，所以不宜多食。

3. 少吃類雌激素的食物：例如山藥、榴槤、大豆異黃酮濃縮製品；有不少研究顯示，女性荷爾蒙與類風濕性關節炎密切相關。

4. 紅肉、內臟及海鮮不宜：最近新的研究報告顯示，紅肉、內臟及海鮮（**尤其是蝦子**）也最好少吃。

5. 注意是否適合穀類的攝取：早在 1986 年時，《刺絡針雜誌》即發表了一篇相當嚴謹的雙盲且對照研究，在該研究中，53 個受測病人先停藥，進行為期一週的清流飲食（**飲食內容只有清湯、完全無渣，例如米湯、果汁、糖水、蜂蜜水等，只含少量醣類及礦物質**），之後再將食物一種、一種的加回，確認究竟是哪一種食物會加重類風濕性關節炎的症狀。研究結果顯示，穀類食物的影響似乎比較明顯，尤其是玉米與小麥，幾乎可使一半的病人症狀加劇。所有可能引發類風濕性關節炎症狀的食物中，穀類可說是佔據了最重要的位置。

6.改用優質的好油：

（1）**適合使用的油脂**：亞麻仁油、苦茶油、橄欖油、芥花油等都是好油。研究指出，從櫻草及琉璃苣種子油中提煉出來的亞麻仁油（Gamma linolenic acid，GLA）可有效改善類風濕性關節炎的病況。病患連續六個月，每日服用 1.4g 內含亞麻仁油成分的種子油膠囊（**又稱為** Evening primrose oil），結果發現病患受損的關節發炎、疼痛及腫脹的程度大為減經。

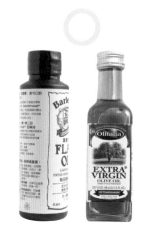

健康的地中海型飲食

　　歐洲地中海一帶的居民，他們的飲食中使用大量的橄欖油、各類青菜水果與魚類，根據雅典大學醫學院的研究調查，長年食用這些地中海型食物的居民，發生類風濕性關節炎的機會大大地降低。

（2）不適合使用的油脂：屬於飽和性脂肪酸的油，例如牛油、椰子油、豬油。整體來說，健康的飲食習慣不僅對關節炎有幫助，對身體健康也有相當的助益。與其過度強調食物禁忌，倒不如建立正確而健康的飲食習慣，所謂健康的飲食習慣的不二法則就是：多吃蔬菜、水果及深海魚類，少油少鹽，盡量清淡。以下可作為讀者們選擇食物時的參考：

富含蛋白質的食物　瘦肉類、魚類、豆製品、蛋類、脫脂奶類。

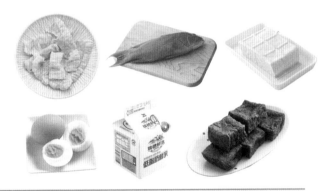

富含鈣質的食物　脫脂奶類及乳製品、小魚（連骨進食）、魚乾、蛤、牡蠣、豆製品、綠葉蔬菜、黑芝麻（少量攝取）、白芝麻（少量攝取）。

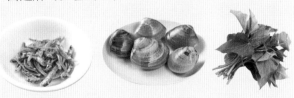

影響鈣質吸收的食物	含高脂肪的食物、大量肉類、咖啡、紅茶。 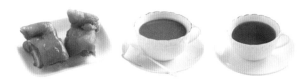
富含鐵質的食物	紅肉類，如牛肉、肝臟、豬血、全穀類、豆類。 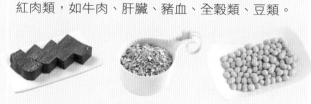
會促進鐵吸收的食物	富含維生素 C 的食物。 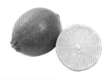
會干擾鐵吸收的食物	咖啡、茶。 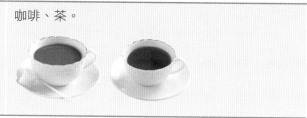

第2章 運動有助於維持 關節健康

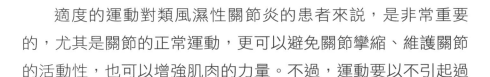

　　適度的運動對類風濕性關節炎的患者來說，是非常重要的，尤其是關節的正常運動，更可以避免關節攣縮、維護關節的活動性，也可以增強肌肉的力量。不過，運動要以不引起過度疼痛為原則。

　　游泳應是最適合類風濕性關節炎患者的運動，水的浮力不僅不會加重關節的負擔，也可以讓全身的關節、肌肉得到充分的活動，對患者而言，助益匪淺。如果不能游泳，也要盡可能地讓關節活動，即使再艱難，也不能任憑其一動也不動，動絕對比不動好，除非是在急性發炎腫脹期，需要讓關節充分休息，此時就不宜多動。

一、運動治療的基本方向

1. 保持柔軟度：要避免關節朝向粘連或變形的方向進行，盡量維持關節的活動範圍、維持關節的功能、避免關節僵硬，同時也要努力避免關節受傷。

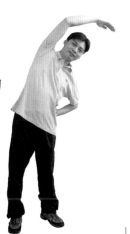

2.**保持肌肉的力量**：良好的肌肉耐力可以保護關節、減輕受疾病侵犯之關節所要承受的力量，以及預防骨質疏鬆等併發症。即使只能做等張運動（即關節不動，而只收縮肌肉），也要勉力為之，務必維持住較佳的肌肉力量，否則會形成肌肉萎縮與關節疼痛的惡性循環。

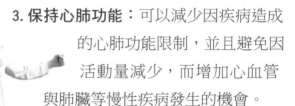

3. **保持心肺功能**：可以減少因疾病造成的心肺功能限制，並且避免因活動量減少，而增加心血管與肺臟等慢性疾病發生的機會。

二、運動治療的基本原則

運動對類風濕性關節炎的患者幫助很大，有助於維持關節靈活、避免患處萎縮、保持肌力等，但運動要有方法，類風濕性關節炎患者尤其需要量力而為，過與不及都不好。

循序漸進

以不增加疼痛為原則，依照個人的忍受度慢慢調整。運動前後的準備活動相當重要，每次運動前都先經過暖身，適當的運動流程應如：

暖身運動 ▶ 伸展運動 ▶ 主要運動 ▶ 收操運動

這樣的流程能幫助患者避免劇烈或突發運動的反效果，並能達成運動的目的。

類風濕性關節炎無可避免地會影響上肢關節，尤其是手部、腕部、肘部，投球或擊球的運動可能增加其傷害，因此發炎較嚴重時，應暫停此類運動，即使症狀緩解時，也要謹慎動作。如果是下肢關節受侵犯時，如腳掌、踝關

節、膝關節、髖關節等，跑步、登山、舞蹈等陸
上運動會大大增加下肢關節的負擔，應該要避免
這類的運動。如果正值類風濕性關節炎的慢性
期，不妨以輕鬆的散步來代替其他運動。

　　總之，運動的目標要清楚，手段要和緩，
有計畫地循序漸進才是理想的運動方式。

持之以恆

　　類風濕性關節炎是一種慢性病，身為患者，
要有長期抗戰的準備，運動更是絕非一蹴可幾，也許病
患面對的是每況愈下的境界，但還是要鼓勵自己，堅定信念，只
要類風濕性關節炎存在一天，就努力、奮戰一天，給自己訂立每
日的功課與目標，不停地動下去，就會看到成果。

三、運動治療的好處

　　基本上，運動的好處包括：促進新陳代謝及心血管循環、降低血壓心跳、改善血脂肪、增加胰島素的敏感度、降低血醣、降低血液黏稠度、增進血栓溶解的能力，以及減輕心理的焦慮與憂鬱等。

　　對類風濕性關節炎的病患來說，運動除了上述的好處之外，還可以改善或維持關節活動度、強化關節功能、增進肌肉耐力、增進骨質密度、增進心肺功能、增進自我成就感。

四、適合的運動類型

　　根據 2005 年，美國運動醫學會的建議，適合類風濕性關節炎患者的運動包括三大類，第一類是伸展運動、第二類是肌力強化運動、第三類是心肺耐力或有氧運動。

類風濕性關節炎病患適合的運動

運動類型	運動頻率	運動之範圍
伸展運動	每週至少要做三次（如果能每天做，效果會更理想）。	・每次伸展時都要盡可能在不引起疼痛下，將肌肉拉至緊繃的狀態。 ・每次伸展都要維持 30 秒，重覆三次。 ・伸展的肌肉須涵蓋全身各大肌肉，如頸部、肩膀、上臂、前臂、大腿及小腿等處。
肌力強化運動	建議每週做三次。	・運動的強度要依照自己的能力調整至適量且適度，可一再重覆，以不引起肌肉疲勞為原則。
心肺耐力或有氧運動	建議每週三次，每次 30 分鐘。	・以身體大肌肉群交替收縮的運動最理想，如健行、自行車、游泳等。

持之以恆，是最重要的運動原則，不放棄、不妥協，要有「一定要動下去」的強烈信念，才能維持身體的健康。

五、應避免的不良動作

類風濕性關節炎以侵犯周邊小關節為主，因此手、腳關節的保護是最重要的任務。

首先，要盡量減輕關節的負荷，少用手提重物，尤其要避免單以手指勾提裝了重物的袋子。同時，也要避免足部的負荷，例如長時間的站立、跑步、爬階梯等活動。

此外，也要避免雖然負擔不重，但必須反覆持續的精細動作，例如刺繡、縫紉、電子零件裝填等。

日常生活中，也要減少手部旋轉的動作，例如開瓶蓋、轉門把、扭毛巾或拖把等。

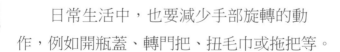

第3章 類風濕性關節炎的生活照護

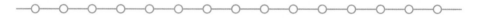

　　冰冷、潮濕、起臥不便又不安全的生活環境往往會加重類風濕性關節炎患者的生活困難，因為炎症對身體大小關節的侵襲，造成病發時關節紅腫疼痛，起居坐臥都很艱難，許多一般人習以為常的日常動作、居家環境或生活用品對病患來說都很艱難。

　　譬如每天吃飯都要用的筷子，關節炎發作時，患者的手部小關節腫痛，舉手都維艱了，何況三指並用才能抓牢的了兩支小木筷，若能換成抓握方便的湯匙或叉子，病患用餐順利，也就能攝取更多營養，更有體力對抗疾病了。

　　照護類風濕性關節炎的患者並非事事都要代勞，提供乾燥、舒適、安全、便利的生活環境，多多注意生活上的各項細節，譬如將容易滑倒的磁磚換成防滑地板、將門把換成容易壓握的一字型把手、樓梯處裝設適當的扶手等等都可以讓病患過得舒適有尊嚴、安全又開心！

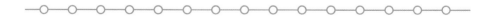

一、居家照護原則與居家環境的改善

　　類風濕性關節炎患者應盡量避免長時間待在寒冷、潮濕的環境，喜歡住在山巔水畔的病人尤其要注意保暖與除濕。居家生活，也應盡量避免爬樓梯、拖地板、手洗衣物、端過重或過熱碗盤等事務。

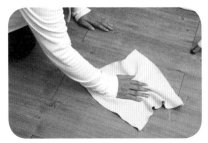

　　居家環境首要注意除濕與調節溫度，家中應鋪設防滑地板，門把則須要避免用旋轉式，可以改用推門或下壓式手把，水龍頭也要避免使用旋轉式的。此外，一些日常生活的小物件也要盡量配合患者方便使用，例如可用叉子代替筷子、睡床不能太高等。貼心、安全又舒適的居家設計可以讓類風濕性關節炎患者住得安全又開心。

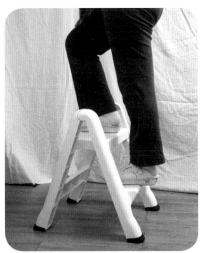

二、日常舒緩關節疼痛的方法

（1）急性期（**突發性關節腫痛**）可利用冰敷緩解疼痛，慢性期則要用熱敷，才能紓緩不適。

（2）腫痛處可利用繃帶（**護腕、護肘、護膝**）來進行保護。

（3）不要因為痛就不動，做點輕鬆的活動，可以幫助舒緩僵硬、不舒服的關節。

三、禁忌的生活惡習

抽菸、熬夜，以及沉迷電動玩具或線上遊戲，以致忘情地敲打鍵盤等生活惡習都是加重類風濕性關節炎症狀的禍首，應該立即改善。

第4章 類風濕性關節炎患者的身心調適

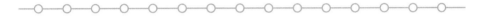

　　類風濕性關節炎病程漫長且無法完全治癒，對病患來說永遠都是壓在心坎上的一項重擔，生理與心理上雙重的折磨，常常讓病患在不知不覺中越來越沮喪、陰沉、沒有信心，更嚴重的，甚至可能影響患者的社交能力或引發其他情緒障礙，因此面對類風濕性關節炎要抵抗的不只是疾病本身，還有患者沉重的情緒問題！

　　如何幫助病患調適心情是很重要的課題，首先，要讓患者不會覺得孤單或自己是孤怜怜的獨自與疾病對抗，無論醫護人員或家屬都要表現出最大的支持力，並加以開導；其次，是幫助患者建立生活上的自信心，類風濕性關節炎患者之所以心情沉悶甚至憂鬱，有很大的原因是因為生活上事事依賴他人，久而久之便會失去信心，覺得自己無能，因此若能幫助病患生活自理，對於病人的情緒會有很大的幫助。

　　事實上，不管是政府或坊間都有許多支持機關，從實質的輔具到心理輔導都可以求助，不妨善用這類社會資源，幫助病患獲得更好的調適。

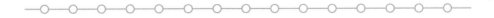

一、類風濕性關節炎常見的情緒問題

罹患不能治癒的慢性疾病當然會令人憂心忡忡，也必然影響病人的心理狀態及社交能力，甚至可能產生焦慮感或情緒變化。

許多研究指出，有慢性肌肉關節疼痛的病人比一般正常人會有較高的沮喪指數。焦慮、沮喪與疼痛本身本來就相互糾結、互為影響，不好的情緒表現一定會成為患者在進行治療時的挑戰。

二、病患的自我調適

類風濕性關節炎的影響有三個層面：損傷、失能與殘障。

類風濕性關節炎患者一旦出現損傷、失能的情況，再加上環境因素，如必須上下階梯、建物設計沒有為殘障者著想；資源因素，如輔具的獲得、家人或他人協助、教育程度、經濟狀況；社會因素，如他人的態度、文化背景與價值觀及期望值等，皆可能造成類風濕性關節炎病人的殘障，並且幾乎無可避免地會影響到病人心理狀況。

大多數的學者都同意，類風濕性關節炎病人有很高的焦慮感與沮喪比率（受到測量工具的影響，各項研究存在著一些差異，差距多在 20 ～ 30％之間）。

病患身體的發炎、腫痛與心理的焦慮、沮喪互為表裡、互相影響，因此，臨床治療上，醫護人員除了要面對病人的身體狀況

外，更要盡量掌握病人的心理素質與問題，以求生理與心理雙管齊下，做最好的調處。無論病人抱怨身體不適或感覺焦慮、沮喪，都應該注意相對應的問題是否已經充分解決，或許只有如此，才能真正解除或減輕病人的痛苦。

類風濕性關節炎的影響

損傷（Impairment）	侷限於器官本身，即關節受到疾病破壞，是病理性的。	關節運動受限、關節變形、無力且無法持久。
失能（Disability）	是指關節的病理性破壞影響到功能表現。	日常生活的困難和障礙，包括走路、寫字、穿衣、穿鞋、吃飯、洗澡、如廁等。
殘障（Handicap）	是病理性、功能性與其他疾病以外因素的交互作用的結果。	日常生活的障礙常會導致病人心理極度沮喪與失去尊嚴。

類風濕性關節炎的支援機構

名稱	地址	聯絡方式
中華民國風濕病醫學會	台中市建國北路一段 110 號（內科部）	TEL：(04)24719140 FAX：(04)24711084
中華民國類風濕性關節炎之友協會	辦事處：台北市北投區致遠二路 94 號 2 樓 協會地址：台北市北投區石牌路二段 201 號	TEL：(02)28227495 FAX：(02)28227694
台北市政府社會局	辦事處：台北市北投區致遠二路 94 號 2 樓 協會地址：台北市北投區石牌路二段 201 號	TEL：(02)28227495 FAX：(02)28227694
台北縣政府社會局	台北縣板橋市中山路一段 161 號 25 樓	TEL：(02)29603456
基隆市政府社會處	基隆市中正區義一路 1 號	TEL：(02)24201122
桃園縣政府社會處	桃園縣桃園市縣府路 1 號	TEL：(03)3375900
新竹縣政府社會處	新竹縣竹北市光明六路 10 號	TEL：(03)5519058
新竹市政府社會處	新竹市中正路 120 號	TEL：(03)5216121
苗栗縣政府勞動及社會資源處	苗栗縣苗栗市府前路 1 號	TEL：(037)322150
台中市政府社會處	台中市中區自由路二段 53 號 4~5 樓	TEL：(04)22272139
台中縣政府社會處	台中縣豐原市陽明街 36 號	TEL：(04)25263100
彰化縣政府社會處	彰化縣彰化市中與路 100 號	TEL：(04)7264150
南投縣政府社會處	南投縣南投市中興路 660 號	TEL：(049)222106-9

類風濕性關節炎的支援機構

名稱	地址	聯絡電話
雲林縣政府社會處	雲林縣斗六市雲林路二段 515 號	TEL：(05)5322154
嘉義市政府社會處	嘉義市中山路 199 號	TEL：(05)2254321
嘉義市政府社會處	嘉義市中山路 199 號	TEL：(05)2254321
嘉義縣政府社會處	嘉義縣太保市祥和二路東段一號	TEL：(05)3620900
台南市政府社會處	台南市永華路二段 6 號	TEL：(06)2991111
台南縣政府社會處	台南縣新營市民治路 36 號	TEL：(06)6322231
高雄縣政府社會處	高雄縣鳳山市光復路二段 120 號	TEL：(07)7995678
高雄市政府社會局	高雄市四維三路 2 號	TEL：(07)3344885
屏東縣政府社會處	屏東市建豐路 180 巷 35 號	TEL：(08)7378821
宜蘭縣政府社會處	宜蘭縣宜蘭市同慶街 95 號	TEL：(03)9328822
花蓮縣政府社會處	花蓮縣花蓮市府前路 17 號	TEL：(03)8227171
台東縣政府社會處	臺東市中山路 276 號	TEL：(089)350731
澎湖縣政府社會局	澎湖縣馬公市治平路 32 號	TEL：(06)9274400
金門縣政府社會局	金門縣金城鎮民生路 60 號	TEL：(082)324648
連江縣政府社會課	馬祖南竿鄉介壽村 76 號	TEL：(0836)22381

類風濕性關節炎相關藥品介紹

藥品名稱	衛生署核准適應症	可能的副作用
ACETAMINOPHEN（Depyretin 得百利，Scanol）	解熱鎮痛退燒、止痛（緩解頭痛、牙痛、咽喉痛、關節痛、神經痛、肌肉酸痛、月經痛）。	偶有皮疹。
IBUPROFEN	消炎、鎮痛、解熱。	腹痛、便秘、腹瀉、消化不良、噁心、嘔吐、頭暈、嗜睡、耳鳴、肝功能指數上升、疹子。
INDOMETHACIN	消炎、鎮痛、解熱。	消炎、鎮痛、解熱。
NAPROXEN	急慢性風濕關節炎、關節局部腫脹、僵直性脊椎關節炎、脊椎炎、椎關節炎、關節周圍炎、上腕肩甲骨炎及骨骼肌不適的粘液囊炎、腱鞘炎等的消炎、鎮痛解熱。	腸胃不適、頭痛，及皮膚發疹、搔癢等。
DICLOFENAC（Voren、oltaren）	類風濕性關節炎、腱炎、骨關節炎、滑囊炎及其他關節或關節周圍疾患的消炎及鎮痛。	腸胃不適。

藥品名稱	衛生署核准適應症	可能的副作用
PIROXICAM	・骨關節炎、風濕性關節炎、關節粘連性脊椎炎、急性痛風、關節周圍炎、肌纖維炎。 ・肌肉骨骼的不適（腱炎、黏液囊炎、外傷後疼痛）。 ・手術後疼痛、原發性痛經。	上腹部不適、噁心、腹瀉、便秘、過敏（皮膚疹）、頭痛、頭暈等。
CELECOXIB（Celebrex，希樂葆）	・緩解骨關節炎的症狀與徵兆。 ・緩解成人類風濕性關節炎的症狀與徵兆。 ・緩解成人急性疼痛及治療原發性經痛。 ・緩解僵直性脊椎炎的症狀與徵兆。	腸胃不適、頭痛。
MELOXICAM（bon jour, mobic, mobicam）	類風濕性關節炎、骨關節炎及僵直性脊椎炎的症狀治療。	腸胃不適、搔癢、皮疹、頭痛、水腫。
ETORICOXIB	・骨關節炎（OA）與類風濕性關節炎（RA）的表徵與症狀的急慢性治療。 ・治療急性痛風性關節炎。 ・治療原發性經痛。	頭痛、腸胃不適等。
MEPERIDINE	鎮痛。	眩暈、鎮靜、噁心、嘔吐。

類風濕性關節炎相關藥品介紹

藥品名稱	衛生署核准適應症	可能的副作用
MORPHINE	鎮痛。	呼吸抑制、便秘、眩暈、鎮靜、便秘、噁心、嘔吐、流汗、焦慮與欣快感。
METHADONE	· 類鴉片物質成癮之戒毒。 · 類鴉片物質成癮替代療法。	產生依賴性、噁心、嘔吐、便秘、呼吸抑制、昏迷等。
FENTANYL	需要使用類鴉片製劑控制的慢性疼痛和頑固性疼痛。	搔癢、流汗、噁心、嘔吐、便秘、口乾、體弱、意識混淆、頭暈、鎮靜、尿滯留、低血壓等。
HYDROCORTISONE	治療多種炎症性疾病，如關節炎、潰瘍性結腸炎、紅斑性狼瘡、哮喘，以及支氣管炎等。	對胃的刺激、嘔吐、頭痛、頭暈等。
METHYLPREDNISOLONE	風濕性熱、風濕樣關節炎及過敏性症狀。	腸胃不適、鈉及水分滯留、體重增加、感染機會增加等。
PREDNISOLONE	風濕性關節炎、支氣管性氣喘、潰瘍性結腸炎、天疱瘡及其他過敏性疾病。	內分泌異常、消化性潰瘍、血壓上升、多毛、體重增加等。

藥品名稱	衛生署核准適應症	可能的副作用
TRIAMCINOLONE	類風濕性關節炎、支氣管氣喘、過敏性疾患、皮膚疾患、炎症性眼疾患、僂麻質斯疾患。	腸胃不適、食慾改變、情緒變化、肌肉痛、視力模糊、毛髮增加。
DEXAMETHASONE	風濕性疾患、關節性疾患、過敏性疾病。	腸胃不適、失眠、骨質疏鬆、心跳不正常、手腳浮腫等。
BETAMETHASONE	原發性腎上腺皮質機能不全症（安迪生氏病）、風濕熱、關節風濕症、全身性紅斑性狼瘡、支氣管氣喘、腎病、濕疹、皮膚炎、藥疹。	腸胃不適、頭痛、眩暈、失眠、體重增加等。
METHOTREXATE	· 子宮絨毛腺上皮癌、急性及亞急性白血病、淋巴肉腫。 · 類風濕性關節炎主要用藥。	脫髮、對光敏感、皮疹、腹瀉、食慾不振、噁心及嘔吐、口腔炎、肝功能異常等。
HYDROXYCHLOROQUINE（Plaquenil、Genequin，奎寧）	圓盤狀及全身性紅斑性狼瘡、慢性多形日光疹、慢性風濕性關節炎、鐮狀瘧原蟲和間日瘧原蟲引起的瘧疾。	藥物引起的色素沉積、噁心、嘔吐、腹瀉、頭痛、視網膜病變。

類風濕性關節炎相關藥品介紹

藥品名稱	衛生署核准適應症	可能的副作用
SULFASALAZINE （Salazine）	潰瘍性結腸炎、類風濕性關節炎。	頭痛、食慾不振、噁心、嘔吐等。
LEFLUNOMIDE （Arama）	・治療成人類風濕性關節炎，並可能減緩類風濕性病程對關節所造成之結構性損害（即屬於 DMARD DISEASE MODIFYING ANTIHEUMATIC DRUG）。 ・治療具活動性的成人乾癬性關節炎。	・腹瀉、噁心、嘔吐、食慾不振。 ・體重減輕。 ・頭痛、暈眩、虛弱感、感覺異常。 ・肌腱及肌鞘發炎。 ・落髮增加、濕疹、皮膚乾燥。 ・輕度過敏反應、發疹、發癢、肝功能異常等。
CYCLOSPORINE （環孢靈）	・預防器官移植及骨髓移植後的移植排斥，預防移植反宿主疾病，活動性有失明危險之中部或後部非感染性葡萄膜炎，使用傳統療法無法控制者，BEHCET 病一再發炎，且已侵犯視網膜者、替代性療法無效或不適用的嚴重乾癬。 ・標準療法無效或不適用之嚴重類風濕性關節炎。	高血壓、腎功能不良、多毛、腹瀉、噁心、嘔吐、頭痛、震顫、牙齦腫大。
AZATHIOPRINE （Imuran）	類腎臟移植手術防止排斥作用的輔助療法、全身性紅斑性狼瘡、重度類風濕性關節炎、急慢性白血病。	藥物性腸炎、噁心、嘔吐、胰臟炎、血球減少。

藥品名稱	衛生署核准適應症	可能的副作用
D-PENICILLAMINE	類風濕性關節炎、重金屬中毒。	腸胃不適、皮膚反應、血液疾病、中樞及肌肉神經反應。
DOXYCYCLINE	革蘭氏陽性菌、陰性菌、立克次氏體及巨型濾過性病毒感染症。	腸胃不適、對光敏感等現象。
ETANERCEPT（恩博）	·適用於對疾病緩解型抗風濕性藥物（即DMARDs，例如 Methotrexate）無適當療效的成人活動性類風濕性關節炎。 ·也適用於先前未使用 Methotrexate 治療的成人中度至重度活動性類風濕性關節炎。這些病人的X光檢查顯示，可以減緩疾病造成的關節結構性受損。 ·適用於對疾病緩解型抗風濕性藥物無療效的成人活動性與進行性乾癬性關節炎。 ·治療活動性僵直性脊椎炎。 ·適用於對其他全身性治療（包括 Cyclosporine、Methotrexate 或光化療法 [PUVA]）無效、有禁忌或無法耐受的中度至重度乾癬成人患者。 ·適用於對其他全身性治療或光化療法無法有效控制或無法耐受之八歲以上兒童及青少年的重度乾癬。	過敏反應、貧血、自體抗體形成、血小板減少症。

類風濕性關節炎相關藥品介紹

藥品名稱	衛生署核准適應症	可能的副作用
ADALIMUMAB	**• 類風濕性關節炎：** HUMIRA 適用於患有中度至重度類風濕性關節炎並且曾經對一種或超過一種的 DMARDs 藥物有不適當反應的成人病患，可減輕症狀與徵兆（包括主要臨床反應與臨床緩解）、抑制結構上損害的惡化。HUMIRA 可單獨使用也可以和 MTX 或其他 DMARDs 藥物併用。 **• 乾癬性關節炎：** 適用於對疾病緩解型抗風濕藥物無療效之成人活動性與進行性乾癬性關節炎。HUMIRA 可單獨使用也可以與 MTX 或 DMARDs 藥物併用。 **• 僵直性脊椎炎：** 適用於減輕患有活動性僵直性脊椎炎的病患的症狀與徵兆。 **• 克隆氏症：** 適用於對傳統治療無效的成人中度至重度克隆氏症（CD），可減輕症狀與徵兆及誘導與維持臨床緩解。Humira 亦適用於對 Infliximab 已經失去療效或無耐受性之成人中度至重度克隆氏症，可減輕症狀與徵兆及誘導與維持臨床緩解。 **• 乾癬：** 對其他全身性治療，包括 Cyclosporine、Methotrexate 或其他光化學療法無效、有禁忌或無法耐受的中度至重度乾癬成人患者。	注射部位疼痛、注射部位反應、皮膚疹、抗核抗體陽性反應、上呼吸道感染、頭痛、鼻竇炎。
GOLIMUMAB	**• 類風濕性關節炎：** 欣普尼 SIMPONI 與 Methotrexate 併用適用於治療中至重度活動性類風濕性關節炎成人患者。 **• 僵直性脊椎炎：** 欣普尼 SIMPONI 適用於治療活動性僵直性脊椎炎成人患者。 **• 乾癬性關節炎：** 欣普尼 SIMPONI 單獨使用或與 methotrexate 併用適用於治療對疾病修飾性抗風濕藥物（DMARDs）無效之活動性乾癬性關節炎成人患者。	引起注射部位局部反應，上呼吸道感染等。

藥品名稱	衛生署核准適應症	可能的副作用
TOCILIZUMAB	・**類風濕性關節炎**：Actemra 合併 Methotrexate（MTX）可用於治療成年人中度至重度類風濕性關節炎，曾使用一種或一種以上之 DMARD 藥物治療或腫瘤壞死因子拮抗劑（TNF antagonist）治療而反應不佳或無法耐受的患者。 在這些患者中，若病患對 MTX 無法耐受或不適合繼續投與 MTX，可給予 Actemra 單獨治療。 ・**全身性幼年型原發性關節炎（SJIA）**：Actemra 適用於治療二歲（含）以上的活動性全身性幼年型原發性關節炎患者，且對 NSAID 及類固醇治療反應不佳或無法耐受者。	上呼吸道感染、鼻咽炎、頭痛、高血壓、肝功能指數增加、頭昏、起疹、口腔潰瘍、胃炎。
ABATACEPT	・**類風濕性關節炎**：Orencia 與 Methotrexate 併用，用於治療罹患有中度至重度活動性類風濕性關節炎且對其他疾病修飾抗風濕病藥物（包括 M ethotrexate〔MTX〕或一種腫瘤壞死因子〔TNF〕抑制劑）反應不良或耐受性不佳的成人患者。 ・**幼年型慢性關節炎**：Orencia 與 Methotrexate 併用，用於治療罹患有中度至重度幼年型慢性關節炎，且對其他疾病修飾抗風濕病藥物（包括一種腫瘤壞死因子〔TNF〕抑制劑）反應不良或耐受性不佳的六歲或六歲以上兒童患者。 ※ Orencia 未於六歲以下的兒童進行任何研究。 ・**重要用藥限制**：Orencia 不可與其他治療類風濕性關節炎（RA）的生物製劑同時使用。	頭痛、上呼吸道感染、噁心、鼻咽炎及靜脈注射反應如頭暈、頭痛及高血壓等。

類風濕性關節炎相關藥品介紹

藥品名稱	衛生署核准適應症	可能的副作用
RITUXIMAB	・用於復發或對化學療法有抗性之低惡度 B 細胞非何杰金氏淋巴瘤。 ・併用 CHOP 或其他化學療法用於 CD20 抗原陽性之 B 瀰漫性大細胞非何杰金氏淋巴瘤。 ・併用 CVP 化學療法用於未經治療的和緩性（組織型態為濾泡型）B 細胞非何杰金氏淋巴瘤的病人。 ・另可用於治療類風濕性關節炎、紅斑性狼瘡、血管炎等疾病。	靜脈輸注相關的不良反應、過敏反應。
TOFACITINIB（美國上市日期：2012 年 11 月）	美國食品藥物管理局核准的適應症—類風濕性關節炎：與 Methotrexate 併用，用於治療罹患有中度至重度活動性類風濕性關節炎且對其他疾病修飾抗風濕病藥物反應不良或耐受性不佳的成人患者。	頭痛、上呼吸道感染、腹瀉、鼻咽炎。

* 以上圖片資料來源：

1. 三總網路藥典。

2. 台大、北榮網路藥典、衛生福利部藥品辨識系統。

3. 國外網站：U.S. Food and Drug Administration。

特別增訂

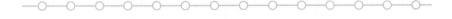

讀者最關心的治療用藥與
生活保健 Q&A

一、類風濕性關節炎的治療用藥
止痛藥 1： 乙醯胺酚（Acetaminophen）
止痛藥 2： 非類固醇抗發炎藥 NSAID
止痛藥 3： 三種對環氧化酶 2（COX-2）較有選擇性的新藥
生物製劑治療會引發感染的疑慮嗎？
類風濕性關節炎與腸道微生物的關係為何？

二、類風濕性關節炎與其他疾病的關係
肌少症會增加類風濕性關節炎的健康風險嗎？
類風濕性關節炎會造成骨質流失嗎？
類風濕性關節炎的治療會影響性功能障礙嗎？
以生物製劑治療類風濕性關節炎會增加惡性腫瘤的風險嗎？
疫苗注射有助改善或預防類風濕性關節炎嗎？
口服避孕藥對類風濕性關節炎的病程有無影響？
哺乳時間長短對類風濕性關節炎有無影響？

三、類風濕性關節炎的飲食保健
吃魚可改善類風濕性關節炎？

四、類風濕性關節炎的生活照護
氣候變化會影響類風濕性關節炎的症狀輕重嗎？

止痛藥 1：乙醯胺酚（Acetaminophen）

疼痛，是風濕科門診最常遇到的問題。止痛，則基本上仍以藥物控制為主。常用的止痛藥物主要分為兩大類：**一種是 Acetaminophen（乙醯胺酚），另一種則是 NSAID（非類固醇抗發炎藥）**。這裡先探討第一類的止痛藥物。

第一類的乙醯胺酚（Acetaminophen），又稱撲熱息痛（Paracetamol），主要作用是阻斷中樞神經對疼痛的傳導，可經由口服、肛門塞劑、或靜脈注射給藥，具鎮痛解熱功能，藥效迅速，約 15 ～ 30 分鐘有效，可維持 2 至 4 小時，特點是並無抗發炎作用。

乙醯胺酚對於頭痛、偏頭痛、輕度外傷、手術後輕度疼痛、肌肉酸痛、牙痛、腎結石痛、慢性背痛、退化性關節炎痛等輕至中度的疼痛皆具止痛效果。

乙醯胺酚，商品名 Panadol（Scanol），**台灣稱「普拿疼」**。每片多為 500 毫克，可很快的被腸胃道吸收，亦很快的排出體外，屬於可被廣泛使用的家庭常備藥品，列名於世界衛生組織基本藥物清單必備藥物之一。

雖然服用乙醯胺酚在一般治療劑量下少有副作用，相對安全，但過高劑量（4 克，8 顆／日）仍可能導致肝臟受傷，所以有肝臟疾病的患者，劑量必須減少，懷孕及哺乳期間用藥則顯示為安全。

市面上乙醯胺酚又有許多不同配方，有的是單方的普拿疼膜衣錠（Acetaminophen 500mg）；有的是 Acetaminophen 500mg 再加入 Caffeine（咖啡因） 65mg 的普拿疼加強錠；也有加入碳酸氫鈉（小

蘇打）630mg 的普拿疼速效錠；還有加入賦形劑，延緩釋放，延長藥效的普拿疼肌立長效錠等，一般會附有說明書，購買前要看清楚。

此外，在日本藥妝店有許多熱門藥品，如 Bufferin Luna i 及 Bufferin Premium，前者是乙醯胺酚 130 毫克、Ibuprofen 130 毫克、咖啡因 80 毫克、及制酸劑的組合；後者再加入 Allylisopropyl acetylurea 丙烯異丙乙酸尿（中樞神經鎮靜劑），因都是混合複方，購買前應有認知。

此外，還有許多乙醯胺酚和肌肉鬆弛劑的複方，這些都必須仔細看清楚，並建議最好在醫師的指示下使用。

止痛藥 2：非類固醇抗發炎藥 NSAID

如前所述，常用的止痛藥物主要分為兩大類：**一種是 Acetaminophen（乙醯胺酚），另一種則是 NSAID（非類固醇抗發炎藥）。**

止痛藥的第二大類為 NSAID（Non-Steroidal Anti-Inflammatory Drug），即所謂**「非類固醇抗發炎藥」**。NSAID 之名稱首用於 1960 年，為與可能產生較多副作用、常令人談之色變的「類固醇」做區分。

這類藥物除可緩解輕至中度疼痛，最重要的是具有消炎作用。此有別於前述乙醯胺酚類止痛藥。

NSAID 的主要作用機轉為抑制環氧化酶。基本上，細胞膜上包覆的磷脂，先代謝為花生四烯酸，再經由環氧化酶，代謝為發炎重

要介質的前列腺素。

環氧化酶基本上又分為 1 和 2 兩大類：

● **環氧化酶 1**：存在於正常的細胞中，主要分布於胃、腎臟、和血管等處，其所代謝生成的前列腺素，具有保護胃壁黏膜及凝集血液的作用，若受抑制，當然就會有相對副作用；

● **環氧化酶 2**：則主要在發炎性環境中被誘發出來，並催化代謝為發炎性前列腺素。

傳統的非類固醇抗發炎藥，不具選擇性的同時抑制環氧化酶 1 和 2，雖然能解熱鎮痛且抗發炎，但也容易導致胃腸道出血潰瘍及影響腎功能的副作用。

較新的環氧化酶 2 選擇性抑制劑，對環氧化酶 1 影響少，所以得以減輕此類副作用，唯若過於高度的選擇，卻又可能造成血栓，產生腦中風或心肌梗塞等問題。顯見世上少有兩全其美之物！

NSAID 依其藥物化學結構、血漿藥物半衰期、以及環氧化酶 1 與 2 的比值概分為六大類：

1. **水楊酸類**：最著名的即阿斯匹靈，服用後約 30 分鐘產生藥效，半衰期約 4 ～ 6 小時，每天最大劑量為 3000 毫克。台灣市面上止痛常用者包括 Bufferin 百服寧（阿斯匹靈 325 毫克＋制酸劑），在日本為 Bufferin A（阿斯匹靈 330 毫克＋制酸劑），常使用於經痛、偏頭痛。

2. **丙酸類 Propionic acid**：常見者包括伊布洛芬（Ibuprofen: 有

Motrin、Advil 等）、萘普生（Naproxen）、酮基布洛芬（Ketoprofen：Oruvail、Profenid）等。Naproxen 藥物半衰期可達 12 至 15 小時，屬長效型。

特別提到日本藥妝店熱門榜治療偏頭痛的 Loxonin 洛其速寧（Loxoprophen，台灣無），尾巴有個 profen，亦屬此類，其特點是屬前體藥物（prodrug），即本身沒有生物活性，口服後迅速代謝之產物才具藥性，通常藥效快，30 至 50 分鐘即達最高濃度，對腸胃的傷害也較少，所以臨床頗受歡迎。

3. **醋酸類 Acetic Acids**：包括雙氯芬酸鈉（Diclofenac Sodium，如服他寧 Voltaren、痛停錠 Tonec）、吲哚美辛（Indomethacin）、蘇林達克（Clinoril、Sulindac）、Iodine（Etodolac）等，臨床都常用。

4. **甲芬那酸 Fenamic Acid**：藥廠以 Ponstan 名稱銷售到全世界。

5. **Oxicam**：匹洛西卡 Piroxicam（Feldene）、美洛昔康（Meloxicame）、骨敏（Mobic），半衰期 20 小時，屬長效藥，應每日一次。

6. **Nonacidic compounds**： 奈丁美酮 Nabumetone（Relafen）。

另常被問及，在日本藥妝店亦甚受歡迎的 EVE 止偏頭痛藥，亦屬 NSAID 類，為 ibuprofen、可待因、及丙烯異丙乙酸尿（中樞神經鎮靜劑）的複方組合。因為混合，或許藥效不錯，唯因含可待因（鴉片類型鎮痛劑）及丙烯異丙乙酸尿（可能會造成過敏反應並導致血小板減少），習慣使用者仍宜謹慎，最好都還是經醫師指示後再服用。

止痛藥 3：三種對環氧化酶 2（COX-2）較有選擇性的新藥

1980 年代，為避免非類固醇抗發炎藥物（NSAID）對胃黏膜的影響，相繼發展出三種對環氧化酶 2（COX-2）較有選擇性的新藥。

● Nimesulide（Nimed，妮媚）：優先選擇性抑制 COX-2，抑制發炎性前列腺素合成，而對保護性的 COX-1 抑制作用較弱，所以可減少對消化道黏膜及腎功能的影響，其 COX-2/COX1 比值約為 20，唯肝毒性為其問題，也限制了其使用。

● Etodolac（Lonine，勞寧）：COX-2/COX1 比值約為 8-11。

● Meloxicam（骨敏捷 Mobic，有 7.5、15 毫克兩種劑型）：COX-2/COX1 約為 10-25。

1991 年環氧化酶 2（COX-2）被發現，藥廠再開發出對其具高度選擇性的抑制劑。2001 年西班牙的研究發現，7% NSAID 處方為選擇性 COX-2 抑制劑；專科醫師的處方更在 1 年內由 10.03％上升到 29.79％，家庭醫師的處方則由 1.52％ 升為 10.78％，顯見其普及性，且其用量也逐年攀升。

這類藥物包括：

■ Celecoxib（Celebrex，希樂葆，白色膠囊有黃圈）：COX-2／COX1 比值約為 30。血中藥物最高濃度約 3 小時，藥物半衰期 11 小時，所以可一日兩次。1999 年甫上市，2000 年底僅美國一地，每年已超過 1 億處方。也被報導可用來減少罹患家族性多發腺瘤性瘜

肉病的大腸直腸瘜肉，及一些精神疾病，如重度憂鬱、甚或精神分裂症。

■ Etoricoxib（ARCOXIA 萬克適，藍綠色三角形）： COX-2／COX1 比值約為 106。

血中藥物最高濃度約 1 至 1.5 小時，藥物半衰期 22 小時，所以宜每日一次。若有嚴重的肝、腎功能問題者為禁忌。當然若老年人長期使用高劑量，尤其具有心肌梗塞及中風等病史，就必須格外謹慎。

COX-2／COX1 比值，可因測試所用細胞、方法而有不同，其數字比無須在意，只在傳遞一個趨吉避凶的概念。環氧化酶 2（COX-2）選擇性抑制劑常見副作用也一如傳統非類固醇抗發炎藥物（NSAID），如腹痛、噁心、腹瀉、胃潰瘍、腎功能影響等，只是因增加了選擇性，所以機會及嚴重度較低，當然仍不能掉以輕心；且另一方面的嚴重副作用包括心絞痛、中風等，在特定族群中更須提高警覺。也相同的不建議使用於懷孕末期（30 周後）及哺乳期。

生物製劑治療會引發感染的疑慮嗎？

2018 年在荷蘭阿姆斯特丹的歐洲抗風濕聯盟大會中，特別討論到生物製劑與感染這個議題，主要因為生物製劑已廣泛運用在治療類風濕性關節炎等自體免疫發炎性疾病，固然強力抑制了免疫反應，但伴隨而來的感染問題，確實眾所矚目。

新生物製劑上市，展示的增加感染機率資料，可能都相對鬆散，

因為畢竟新藥臨床試驗的主要目的在檢驗其效力，而非極力發掘感染率。如 infliximab 也是直到上市後，才陸續發現會增加結核感染。若要找尋較實際的答案，即使品質參差不齊，可能仍必須仰賴健康註冊或保險資料，才不致遺漏。

當然，解讀的困難在於，即使未接受藥物治療，類風濕性關節炎病人本身的感染機率即較一般人高；且類風濕性關節炎也會因合併其他疾病增加感染機率；更可能同時用許多種免疫抑制劑治療。這些因素都會使得研究單一生物製劑對感染機率的影響更形複雜。

2014 年發表在 Clin Infect Dis 的文章，可謂近年來針對生物製劑治療類風濕性關節炎與感染相關性最為全面性的研究。這是一個包含 70 個臨床試驗的統合分析。結果發現，使用生物製劑確實會有雖少但明顯的增加感染機率，大約每 1000 位治療病人，會多 1.7 例感染。

影響生物製劑引發感染機會的可能因素包括：藥物對免疫系統的影響、藥物的結構、病人本身的免疫力缺乏、感染源的流行病學等。近來英國健康註冊系統分析其類風濕性關節炎病人使用生物製劑的結果顯示，2002 年，每年每 10 萬病人中有 783 位病人會有結核；到 2015 年，每年每 10 萬病人中僅有 38 位病人會有結核。也發現在包括莫須瘤、腫瘤壞死抑制劑、安挺樂等生物製劑間，伺機性感染（opportunistic infection）比率並無差異。不過也提醒使用生物製劑產生嚴重感染的機會確實較高。

另 2017 年發表在 Rheumatol Int 的文章顯示需要住院的嚴重感

染，使用低劑量類固醇（≦ 7.5mg/ 天）不及高劑量類固醇（>7.5mg/ 天）的一半（6.4/13.3 件）；而類固醇的使用清楚增加類風濕性關節炎感染後的死亡率。

2017 年發表在 J Am Heart Assoc 的文章也顯示，類風濕性關節炎病人得帶狀疱疹的機率較常人多 27%，唯並無生物製劑影響力的資料。

2017 年發表在 Rheumatology 的文章顯示，在法國健康註冊的 1491 位以安挺樂治療的類風濕性關節炎病人，每增加 10 歲，嚴重感染機會則增加 14%。

使用生物製劑時的預防感染之道，除了個人衛生習慣，尤其是呼吸道與泌尿道的保護，還包括注意工作場所的環境衛生、寵物的衛生、戒菸、疫苗注射等。已知莫須瘤及恩瑞舒會降低流感疫苗的效力，但仍鼓勵接種，因其仍具一定的保護效力。

類風濕性關節炎與腸道微生物的關係為何？

類風濕性關節炎的致病原因，不外乎遺傳與環境兩大因素。近來許多研究發現，口腔及腸道的細菌可能會影響局部與全身性的免疫反應，進而影響類風濕性關節炎的病程，也因此成為目前非常熱門的討論題目。

2011 年，歐洲分子生物學實驗室 Peer Bork 博士的跨國研究團隊，在世界頂尖的《自然》（Nature）期刊上發表了人體腸道菌的基因形態，並以菌落數量最多的細菌名稱來命名菌型。

基本上可分為以下三型：

1. **類桿菌屬（Bacteroides）**：包括乳酸菌、梭菌等。有較強的醣類分解能力。

2. **普雷沃氏菌屬（Prevotella）**：包括葡萄球菌、幽門螺旋桿菌、大腸桿菌等。會分解腸道黏膜上的醣蛋白及黏液。

3. **瘤胃球菌屬（Ruminococcus）**：包括共生小桿菌、葡萄球菌等。會增強腸黏膜細胞吸收糖分。

2013 年，Scher 等人的研究發現，新罹患類風濕性關節炎病人腸道中的普雷沃氏菌 Prevotella copri，較慢性類風濕性關節炎病人、乾癬性關節炎病人、或健康人皆高；而類桿菌屬細菌（對調節型 T 細胞（Treg）功能重要）則較低。**初步顯示了普雷沃氏菌在類風濕性關節炎的疾病專一性。**

發表在 2017 年 5 月《Arthritis & Rheumatology》的文章，進一步研究普雷沃氏菌屬在類風濕性關節炎病人免疫反應的角色。結果發現，在類風濕性關節炎病人的關節滑膜液、滑膜組織、及周邊血液單核球上可測到普雷沃氏菌的蛋白質，且多可刺激 Th1 及 Th17 發炎細胞激素的產生，並有強相關性。最重要的是，這樣的反應在其他風濕病或健康人極少看到，不但**證明了普雷沃氏菌屬的疾病專一性，也顯示了在致病機轉中的角色。**

此一發現對類風濕性關節炎的診斷與治療都有相當助益，例如一位臨床表現疑似類風濕性關節炎的病人，類風濕因子（RF）及抗環瓜氨酸抗體（ACPA）卻皆為陰性，但若病人有抗普雷沃氏菌

Prevotella copri 抗體，就有助於類風濕性關節炎的確診，並提早給藥。此外使用針對普雷沃氏菌的抗生素，也可在傳統抗風濕藥物治療外有進一步的強化療效作用。

過去已有研究顯示，加入四環黴素 tetracycline 會使類風濕性關節炎病人有較好的預後，原本以為只是四環黴素的抗發炎效應，現在則更瞭解可能和改變菌種有關。

這一領域的進步，開展了類風濕性關節炎診斷與治療的新紀元，也非常期待未來會有突破性的發展嘉惠病友。

肌少症會增加類風濕性關節炎的健康風險嗎？

發表在 2017 年 6 月 Rheumatology International 的文章，研究肌少症（sacropenia）在類風濕性關節炎的盛行率、肌少症對類風濕性關節炎疾病活躍性的影響、以及造成肌少症的因素。

123 位超過 18 歲確診為類風濕性關節炎的病人，以雙能 X 光吸收測量法（dual-energy X-ray absorptiometry，DXA），用骨質密度機（lunar prodigy）完成全身掃描，來測量體脂肪量（fat mass）、淨體重（lean mass）、及骨密度（bone mass）。

根據 Baumgartner 等所設計的人體肌肉測量公式，就是相對骨骼肌指標（relative skeletal muscle index，RSMI）=（骨骼肌重量，公斤 Kg）/（身高（公尺）平方，m2）。

肌少症則被定義為：相對骨骼肌指標（RSMI）在女性 <5.5 kg/m2，在男性 <7.26 kg/m2。

研究也同時測量身體質量指數（BMI）及腰圍；而疾病活躍性則以 DAS28 ESR、DAS28 CRP、臨床疾病活躍性指標 CDAI、簡化疾病活躍性指標 SDAI 評估；另失能情況則以健康評核問卷 HAQ 來計算。

病史及先前使用的藥物包括類固醇，及其他同時罹患的疾病，也都分別做記錄並分析這些參數與肌少症的關係。

在 123 位類風濕性關節炎病人中，女性有 107 位，男性 16 位。123 位病人中，49 位（39.8％）有肌少症，其中 40 位為女性，年齡

介於 41 ～ 50 歲間。有肌少症的病人，比無肌少症的病人較為瘦小，BMI 平均值分別為 21.5 對 28.8。相對骨骼肌指標平均值，前者為 5.46，後者為 6.65；腰圍平均值前者為 84.3 公分，後者為 99.7 公分。

以簡單回歸分析，肌少症與 BMI、DAS 28 ESR 發炎指數、體脂肪過多、骨頭侵蝕、心血管代謝疾病、及健康評核問卷結果有相關性。

以多元迴歸分析，肌少症會增加心臟代謝疾病的危險，且與正常 BMI、脂肪過量、骨頭侵蝕等都有正相關性，。唯疾病史的長短及類固醇的使用則與肌少症的有無無關。

此研究結果再次說明骨骼肌肉的重要性，提醒關節炎病友，別忘了操練肌肉，以維護健康。

類風濕性關節炎會造成骨質流失嗎？

臨床上常會見到類風濕性關節炎病友的周邊小關節，會有骨質疏鬆或侵蝕破壞的變化，但這與全身性骨質流失是否有關連性則備受關切。

發表在 2017 年 2 月 Curr Rheumatol Rev 的文章，特別探討了這個問題。眾所周知，類風濕性關節炎是發炎性關節炎，因此一些致炎性細胞激素，會活化破骨細胞，造成局部甚或關節周圍的骨頭破壞。

美國研究團隊利用北美 CORRONA 類風濕性關節炎病人資料庫，其中 3898 位有骨侵蝕破壞的變化，5099 位有測腰椎、及髖關

節骨質密度 T-score，並經調整年齡、性別、身體質量指數（BMI）、藥物、疾病活躍性等影響因子後，以多元邏輯迴歸分析（Multiple logistic regression analysis）評估。

結果顯示，類風濕性關節炎病人「有骨頭侵蝕破壞變化者」，較「沒有骨頭侵蝕破壞變化者」，其腰椎骨質密度 T-score 明顯較低。同樣的，髖關節骨質密度 T-score 也明顯較低（-1.4 比 -1.0）。此外，類風濕性關節炎病人「有骨頭侵蝕破壞變化者」，較「沒有骨頭侵蝕破壞變化者」年輕、身體質量指數（BMI）較低、且疾病活躍性 DAS-28 較高。

此研究報告顯示，**類風濕性關節炎病友的局部骨頭侵蝕破壞的變化，與全身性骨質流失具有相關性**，因此，臨床上當我們看到任一變化時，即應多做對向聯想，並提早做預防性診斷與治療。這是管中窺豹的方法，但卻似乎能以偏概全。

類風濕性關節炎的治療會影響性功能障礙嗎？

近年來，類風濕性關節炎的治療日新月異，尤其是在生物製劑使用後，已大幅改變了病人的病情與生活品質，不過卻少有資料討論到疾病與治療對性功能的影響。

發表在 Clin Rheumatol（2012）的文章，共有 231 位類風濕性關節炎病人參與，男性病人填寫性健康問答單（Sexual Health Inventory）；女性病人則完成女性功能指標（Female Sexual Function Index）。所有病人並皆同時評估其疾病活躍性及心臟血管危險因子。

231 位類風濕性關節炎病人，包括 91 位男性病人，140 位女性病人。其中 49 ／ 91（53.8%）的男性病人及 64 ／ 140（45.7%）的女性病人有性功能障礙。

在男性病友方面，性功能障礙主要為陰莖勃起障礙，而陰莖勃起障礙又明顯與關節疼痛指數、心臟血管疾病、年齡、疾病活躍性、倦怠指數、類固醇注射量、關節疼痛數目等有相關性。

在女性病友方面，性功能障礙主要是性興奮、性高潮、和性滿意度的問題。其性功能障礙又明顯與次發性修格連症候群（乾燥症）、關節疼痛指數、心臟血管疾病、髖關節侵犯、疾病活躍性、和關節疼痛數目等有相關性。

由這份研究報告可清楚瞭解，性功能障礙確實是類風濕性關節炎病人的重要議題。若要解決類風濕性關節炎病人的性功能障礙，有那些需要特別改善加強的方向。

顯然改善之道，應該要加強病情控制，尤其是疼痛控制之外，也應特別注意乾燥症及心臟血管疾病的改善，當然也可適切的鼓勵病人且給予信心，以減少其障礙，並提升病人生活品質甚至家庭幸福。

以生物製劑治療類風濕性關節炎會增加惡性腫瘤的風險嗎？

新一代的免疫調節生物製劑，包括腫瘤壞死因子抑制劑、安挺樂、恩瑞舒、莫須瘤，已被廣泛使用於治療自體免疫疾病，且可明

顯改善慢性發炎的狀態，獲得戲劇性進展。但一般仍擔心這一類藥物是否會增加罹癌的機會，或導致加速癌變。

發表在 2017 年 11 月，內科學的重要雜誌 JAMA 的研究文章，以 2006 至 2015 瑞典國家健康照護資料中的類風濕性關節炎病人為目標，統計了治療初始就用上安挺樂、恩瑞舒、莫須瘤、及初始用上或第二次轉換使用腫瘤壞死因子抑制劑，比上傳統疾病修飾抗風濕藥物（DMARDs）、及一般正常人口，並檢視受試者得到腫瘤的機會。腫瘤包括器官實質性腫瘤、血液惡性腫瘤、或皮膚癌。

經調整年齡、性別、治療特性、和教育程度後，危險比率以 Cox-regression 分析。結果顯示如下：

●如以器官實質腫瘤或血液惡性腫瘤統計，並以發生案例（每年每 10 萬人口發生腫瘤機率）方式表達，安挺樂為 50（959）、恩瑞舒 61（1026）、莫須瘤 141（1074）、初始用上 478（978）或第二次轉換使用 169（917）腫瘤壞死因子抑制劑，比較傳統疾病修飾抗風濕藥物 3260（1328）、和一般正常人口 4196（953）。

●如單以器官實質腫瘤統計，並以發生案例（每年每 10 萬人口發生腫瘤機率）方式表達，安挺樂為 47（899）、恩瑞舒 54（903）、莫須瘤 132（985）、初始用上 434（884）或第二次轉換使用 153（827）腫瘤壞死因子抑制劑，比較傳統疾病修飾抗風濕藥物 2910（1175）、和一般正常人口 3883（877）。

●如單以血液惡性腫瘤統計，並以發生案例（每年每 10 萬人口發生腫瘤機率）方式表達，安挺樂為 3（54）、恩瑞舒 9（141）、

莫須瘤 17（114）、初始用上 54（104）或第二次轉換使用 20（102）腫瘤壞死因子抑制劑，比較傳統疾病修飾抗風濕藥物 448（164）、和一般正常人口 403（84）。

　　●如以鱗狀細胞皮膚癌統計，並以發生案例（*每年每 10 萬人口發生腫瘤機率*）方式表達，安挺樂為 5（90）、恩瑞舒 17（266）、莫須瘤 24（159）、初始用上 54（104）或第二次轉換使用 17（86）腫瘤壞死因子抑制劑，比較傳統疾病修飾抗風濕藥物 467（171）、和一般正常人口 263（55）。

　　●如單以黑色素細胞瘤統計，並以發生案例（*每年每 10 萬人口發生腫瘤機率*）方式表達，安挺樂為 3（54）、恩瑞舒 7（110）、莫須瘤 9（60）、初始用上 32（62）或第二次轉換使用 13（66）腫瘤壞死因子抑制劑，比較傳統疾病修飾抗風濕藥物 234（86）、和一般正常人口 290（61）。

　　研究結論是：在初始即用上或第二次轉換使用腫瘤壞死因子抑制劑間，或其他生物製劑包括安挺樂、恩瑞舒、莫須瘤間，在研究的 9 年期限內，就增加惡性腫瘤上，並無統計上的差異。唯一的例外是恩瑞舒似會增加鱗狀細胞皮膚癌的危險。顯示至少類風濕性關節炎病人，在短至中期使用生物製劑治療，並不會增加罹患癌症的機會，值得參考。

疫苗注射有助改善或預防類風濕性關節炎嗎？

　　現代醫學最偉大的成就之一就是疫苗的發明。1796 年，英國外科醫師愛德華、金納發現牛痘疫苗而控制了天花，疫苗的發明，可

謂預防醫學最輝煌的成就，尤其是面對致命的傳染病。

在需要疫苗注射的成年人中，風濕病患者是重要且特殊的族群。毫無疑問，傳染病會增加風濕病的疾病嚴重度及死亡率，其原因不外風濕病本身問題或其併發症（**如免疫力下降、脾臟梗塞、及皮膚潰瘍**）、合併其他的慢性病、免疫抑制劑或免疫調節藥物的使用、經常住院，甚至接受手術。而風濕病不但本身會增加感染機會，更會在一旦感染後讓病程加劇。

一個包含 46000 位類風濕性關節炎病人的研究顯示，相較於對照非類風濕性關節炎病人，得到流感後產生併發症的比率，前者要高出 2.75 倍，且與藥物無關。更發現類風濕性關節炎病人無論用何種治療組合，流感疫苗的注射，都能減輕流感的病情及染病機會。

另一方面，感染本身及因感染後必須減量或停用免疫抑制劑，又皆會使風濕病惡化。其實，這些常見的傳染病幾乎都可以疫苗注射預防，包括流感、肺炎、破傷風／白喉、帶狀疱疹、病毒性肝炎等。

影響風濕病人疫苗注射效力的可能因素包括：疫苗本身效價、使用中的免疫抑制劑或免疫調節藥物影響、疾病活躍性、病人年齡、及伴隨的其他疾病。

對於使用生物製劑包括腫瘤壞死因子抑制劑、莫須瘤、恩瑞舒、安挺樂、喜達諾、和捷抑炎的病人，則並無通則可以提供。**唯一確定的是，治療中不應使用活疫苗。**

包括本人在 2011 年發表在 Vaccine 疫苗雜誌上的文章，許多研究皆證明，**疫苗並不會讓原本的自體免疫疾病惡化；而反過來看，**

若因未預防而不幸感染，反而更不利病情。

2014 年發表在 Clin Rheuamtol 雜誌上的文章顯示，在 90 位幼年性慢性關節炎病人中，59% 的病人有使用滅殺除癌錠（MTX），24% 的病人有使用恩博，在流感疫苗注射後追蹤 4 週，病情並無任何改變，且病情活躍比率由 4.8% 降到 4.4%。

因此無論由各種角度看，風濕病人都應接受流感疫苗注射，時機的選擇則將於另篇討論。

口服避孕藥對類風濕性關節炎的病程有無影響？

流行病學上，類風濕性關節炎因不同性別及是否懷孕，會展現出疾病表徵的差異性；更且其發生率在不同性別上亦有不同，此皆顯示性荷爾蒙可能在疾病病程上扮演一定角色。

口服避孕藥既然含有性荷爾蒙，理論上自然可能對類風濕性關節炎的病情產生影響。口服避孕藥依所含的成分可分為兩大類：包括雌激素與黃體素的合併劑及單純黃體素，並以前者較常使用。

黃體素和雌激素可抑制卵巢排卵，減少陰道與子宮頸的黏液量並增加黏稠度，而不利精子穿透進入；且又能干擾子宮內膜的生成，使胚胎難以著床，進而達到避孕的效果。

過去一些證據顯示，雌激素較低會激發類風濕性關節炎，而高濃度雌激素似有保護作用。譬如懷孕期的類風濕性關節炎婦女 70 至 75% 病情會緩解，但產後 6 周起，當荷爾蒙恢復正常，許多病人即

會顯現病情惡化。甚至若過早停經，致雌激素下降，也會增加類風濕性關節炎的發生。

但是即使如此，我們卻也無法解釋當婦女仍有正常經期及正常雌激素，類風濕性關節炎的發生率仍然是男性的三倍。另一方面，即使在婦女停經後補充雌激素，卻也無法降低類風濕性關節炎的病情活躍性。

過去確實有許多研究探討類風濕性關節炎與口服避孕藥間的關係，其中至少有三分之二以上的研究認為，口服避孕藥對類風濕性關節三分之一保護作用，另外三分之一則認為無關。

2014 年 11 月發表在 Ther Clin Risk Manag 的統合分析文章，整理了 PubMed 及 EMBASE 的醫學資料庫，一共包括 12 個病例對照研究（Case control studies），及五個世代研究（Cohort studies）。這個大型分析的結果顯示，類風濕性關節炎與口服避孕藥間，並無統計學上有意義的相關性，似乎也顯示：**口服避孕藥對類風濕性關節炎並無實質保護作用。**這個結論當然值得我們參考。

哺乳時間長短對類風濕性關節炎有無影響？

常被類風濕性關節炎病友問及產後是否適合哺乳（Breastfeeding）的問題，事實上，答案仍相當紛岐。

1995 年發表在 Br J Rheumatol，一個以一般民眾為基礎的大型世代研究（Cohort studies）發現，增加哺乳時間對類風濕性關節炎有保護作用；2004 年發表在 Arthritis Rheum 另一包括 10 萬名護士

的大型世代研究同樣印證了哺乳效應，且與時間長短有正向關係。

2001 年發表在 J Womens Health Gend Based Med 的研究發現了可體松（cortisol，有抗炎效應）濃度與哺乳時間長短的關係，即如果哺乳時間超過 12 個月，可體松濃度會較高，且生產次數若在三次以上，相關性愈強。

2015 年 9 月發表在 J Rheumatol 的統合分析（metaanalysis），整理了 PubMed, EMBASE 等大型資料庫中 6 個研究報告，結果顯示，無論哺乳時間介於 1 至 12 個月，或超過 12 個月皆會減少類風濕性關節炎的發生。

這些研究似乎提供了相當正面的證據，支持哺乳。

但另一方面，1994 年發表在 Arthritis Rheum 的研究卻顯示，若第一胎後哺乳，會明顯增加得到類風濕性關節炎的機會；第二胎後再哺乳，得到類風濕性關節炎的機會下降；第三胎後再哺乳，此效應才消失。

尤其甚者，1996 年發表在 Ann Rheum Dis 的研究顯示，哺乳時間愈長，類風濕性關節炎病情愈嚴重；且生產愈多、哺乳胎次愈多，類風濕性關節炎的疾病嚴重度愈高。似乎又顯示了哺乳的負面效應。

這樣兩極的研究結果，也都發表在非常權威的醫學雜誌，實在很難有中肯的建議和結論，也顯示人體的複雜性與多變性。若再摻雜臨床用藥的問題，醫病雙方都應非常慎重做決定，並避免堅持的適時修正。

吃魚可改善類風濕性關節炎？

經常被病友問到該吃什麼好？過去已知魚油的功效。美國哈佛大學 Sara Tedeschi 醫師於 2018 年 3 月在 Arthritis Care & Research 發表了文章，討論吃魚與類風濕性關節炎。

76 位類風濕性關節炎病人加入一年期的吃魚問卷調查，特別著重在多久吃一次魚。魚的種類包括鮪魚（tuna）、鮭魚（salmon）、沙丁魚（sardines）、大比目魚（halibut）、龍脷魚（sole and grouper）等；且烹調手法包括生食、烘烤、清蒸。另設定有殼海鮮如蝦、蚌、蟹等，或油炸烹調、或僅菜裡加了海鮮的則不列入。

類風濕性關節炎的疾病活躍性以 DAS-28-CRP 測量，其初始平均值為 3.5，顯示病情仍在發炎階段。

結果發現一周至少吃兩次魚，比較根本不吃魚或一個月只吃一次，其關節腫痛要減輕許多，DAS-28-CRP 也下降近 0.5。除此之外，若一周每再多吃一次，DAS-28-CRP 還會依次再多下降 0.18。

不過，因為這只是問卷調查，並非前瞻性、介入性研究（如在固定實驗場所，提供定量魚與無魚但其他皆相同的飲食），其結果的信度仍較弱，畢竟干擾的其他因素太多，包括運動、吸菸、及其他飲食內含物的影響。

不過 Tedeschi 醫師仍建議在規則服藥外，多吃魚及所謂地中海飲食，如穀類、麥片、蔬果、堅果、豆類，不但有益關節炎，也有益心血管疾病。美國心臟學會則建議至少每周兩次，每次 3.5 盎斯（1 盎司 = 28.35 公克），1 兩 = 1.3 盎斯，3.5 盎斯 = 99.225 克 = 2.69 兩的深海魚（含 omega-3 脂肪酸），有益心臟血管。

氣候變化會影響類風濕性關節炎的症狀輕重嗎？

許多關節炎病友抱怨關節疼痛總在雨前或氣溫驟降時加重，總說比氣象局還準，爭相比較準確度與預測能力。這類說法到底有沒有科學依據，或僅止於牽強附會的個人感受呢？

美國塔虎茲（Tufts）大學 2007 年的研究顯示，溫度每降低 10 度，即可明顯增加關節炎疼痛；此外，相對的低氣壓、溫度下降皆會增加疼痛。研究人員並不確定其原因，但臆測和大氣環境改變，如氣壓降低對關節囊減少了束縛，使關節更肆意腫脹，進一步壓迫關節周邊神經，而刺激疼痛有關。

2004 年 7 月發表在 J Rheumatology 的研究也顯示：濕度與溫度會影響類風濕性關節炎的症狀，這也是為什麼居住在較溫暖乾燥的氣候，關節疼痛會減輕的原因。不過確認的是，**氣候變化基本上只影響關節炎的症狀，尤其是疼痛，卻不至影響類風濕性關節炎真正的病程。**

結論是：寒冷潮濕的確會加重關節炎的僵硬疼痛症狀；相對的，溫暖乾燥則較舒適有益。因此病友除考慮居住地點環境，也要在氣候變化時，多注意除濕、保暖、空調等應變措施，才能常保安康。

Dr.Me健康系列HD0140X

完全解析 類風濕性關節炎 診治照護全書（全新增訂版）

作　　者／張德明
選 書 人／林小鈴
主　　編／陳玉春
編輯協力／張棠紅

行銷經理／王維君
業務經理／羅越華
總 編 輯／林小鈴
發 行 人／何飛鵬
出　　版／原水文化
　　　　　台北市民生東路二段141號8樓
　　　　　電話：（02）2500-7008　傳真：（02）2502-7676
　　　　　網址：http://citeh2o.pixnet.net/blog E-mail：H2O@cite.com.tw
發　　行／英屬蓋曼群島商家庭傳媒股份有限公司城邦分公司
　　　　　台北市中山區民生東路二段141號2樓
　　　　　書虫客服務專線：02-25007718；25007719
　　　　　24小時傳真專線：02-25001990；25001991
　　　　　服務時間：週一至週五9:30～12:00；13:30～17:00
　　　　　讀者服務信箱E-mail：service@readingclub.com.tw
劃撥帳號／9863813；戶名：書虫股份有限公司
香港發行／香港灣仔駱克道193號東超商業中心1樓
　　　　　電話：852-25086231 傳真：852-25789337
　　　　　電郵：hkcite@biznetvigator.com
馬新發行／城邦（馬新）出版集團
　　　　　41, JalanRadinAnum, Bandar Baru Sri Petaling,
　　　　　57000 Kuala Lumpur, Malaysia.
　　　　　電話：603-905-78822　傳真：603- 905-76622
　　　　　電郵：cite@cite.com.my

城邦讀書花園
www.cite.com.tw

美術設計／紫蜻蜓設計工作室
插　　畫／盧宏烈、張大為、張大容
協力校對／張大方
製版印刷／科億資訊科技有限公司
初版一刷／2012年3月20日
增訂版／2019年8月20日
定　　價／420元
ISBN：978-986-5853-32-7(平裝)
EAN：471-770-209-697-7

國家圖書館出版品預行編目資料

完全解析類風濕性關節炎診治照護全書(全新增
訂版) / 張德明著. -- 初版. -- 臺北市：原水文化出
版：家庭傳媒城邦分公司發行, 民108.08 面；
公分. -- (Dr. Me健康系列；HD0140X) ISBN 978-
986-5853-32-7(平裝)
1.類風濕性關節炎

415.6956　　　　　　　　　　　　　　103001785